Alessandra Moro Buronzo & Isabelle Brette

Les aliments qui guérissent

fruits - légumes - épices

Leurs vertus au quotidien

Editions Alpen

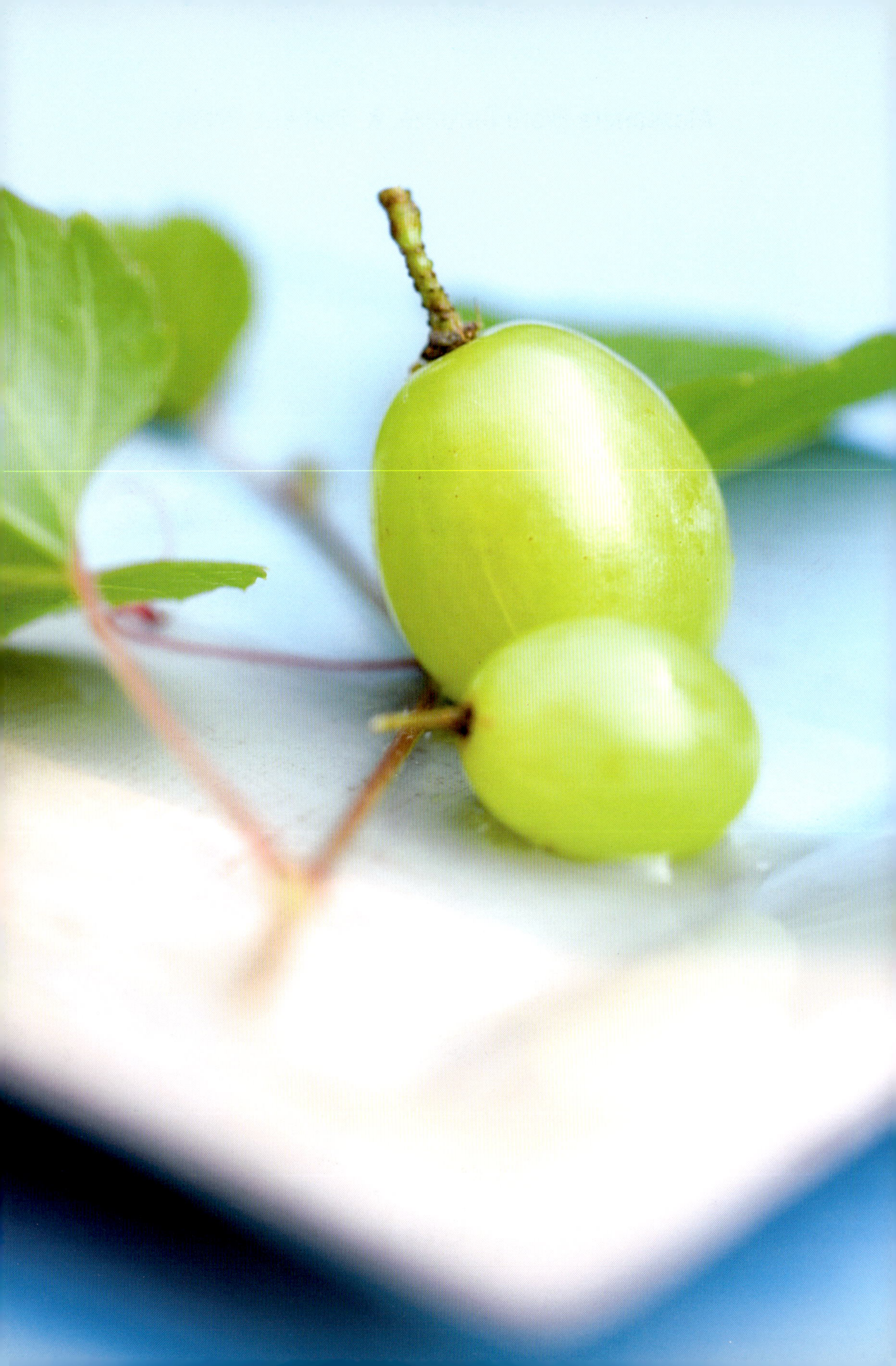

Alessandra Moro Buronzo & Isabelle Brette

Les aliments qui guérissent

fruits - légumes - épices

Leurs vertus au quotidien

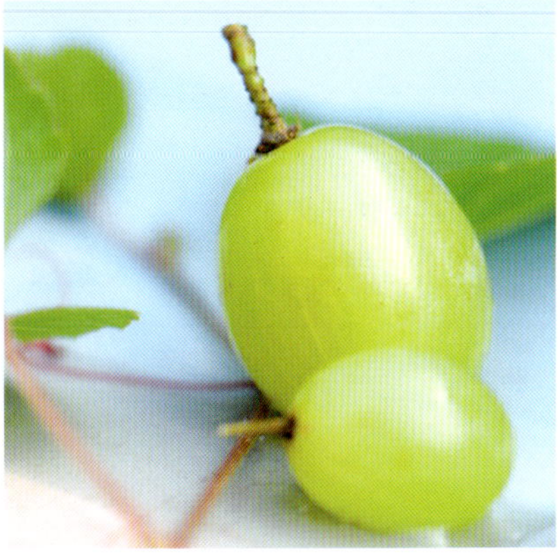

EDITIONS Alpen

Alpen Éditions
9, avenue Albert II
98000 Monaco

Elizabeth Brette est biochimiste et a pratiquée 15 ans au département nutrition du CHU de Nice. Elle est maintenant redacteur en chef de l'hebdomadaire Journal Méditerranéen de la Santé.

Naturopathe, Alessandra Moro Buronzo est installée à Paris depuis 18 ans où elle y exerce. Elle s'intéresse au bien être et aux méthodes naturelles depuis des années. Cette passion, associée à celle de l'écriture, l'ont conduite à mettre noir sur blanc une grande partie de ses connaissances, d'astuces et d'idées. Elle écrit aussi pour la presse écrite.

Pour la présente Édition

9, avenue Albert II
MC - 98000 MONACO
Tél. : *00377 97 77 62 10*
Fax : *00377 97 77 62 11*

Direction : *Christophe Didierlaurent*
Suivi éditorial : *Fabienne Desmarets*
Mise en page et infographie :
Stéphane Falaschi

Crédits photos :
Banana Stock, Corbis, Image State, Inspirestock, Photo Alto, Zen Shui

Dépôt légal : *2009*
ISBN13 : 978-2-35934-024-2

Imprimé en Italie
Imprimerie Papergraf

INTRODUCTION

Une alimentation saine et équilibrée est certainement l'une des clés nous permettant de rester en forme et de bénéficier d'une bonne santé tout au long de notre existence. Si nous avions gardé intact notre instinct, tout comme les animaux l'ont fait, nous saurions parfaitement ce dont nous avons besoin de manger. Malheureusement, nous avons peu à peu perdu cet instinct, jusqu'à être submergés par le nombre de produits proposés par le commerce et les faux besoins créés par l'industrie alimentaire.

Dans nos pays industrialisés, nous avons en effet à notre disposition une quantité très importante d'aliments. Mais certains ne correspondent plus aux saisons initiales, d'autres ont été modifiés à coups de molécules industrielles et la plupart ont été manipulés. Ainsi, nous mangeons souvent trop salé, trop gras, trop sucré, trop compliqué, trop pollué…

Loin de la fameuse phrase d'Hippocrate, le père de la médecine moderne : « Que l'aliment soit ton seul médicament ! », la nourriture peut devenir aujourd'hui un poison pour notre organisme.

Cependant, les Français se soucient de plus en plus, et à raison, de la qualité du contenu de leur assiette. Ils ont compris qu'il faut revenir à une alimentation plus « naturelle » et moins artificielle. En effet, si les apports insuffisants ou excessifs de certains nutriments peuvent être la cause de certaines maladies, l'apport de « bons » aliments peut être en revanche une stratégie intelligente pour lutter contre bien des problématiques. Nos habitudes doivent changer un peu… Il est néces-

AVERTISSEMENT

Les informations contenues dans ce livre ne peuvent pas remplacer un avis autorisé. Avant toute automédication, consultez un médecin ou un pharmacien qualifié.

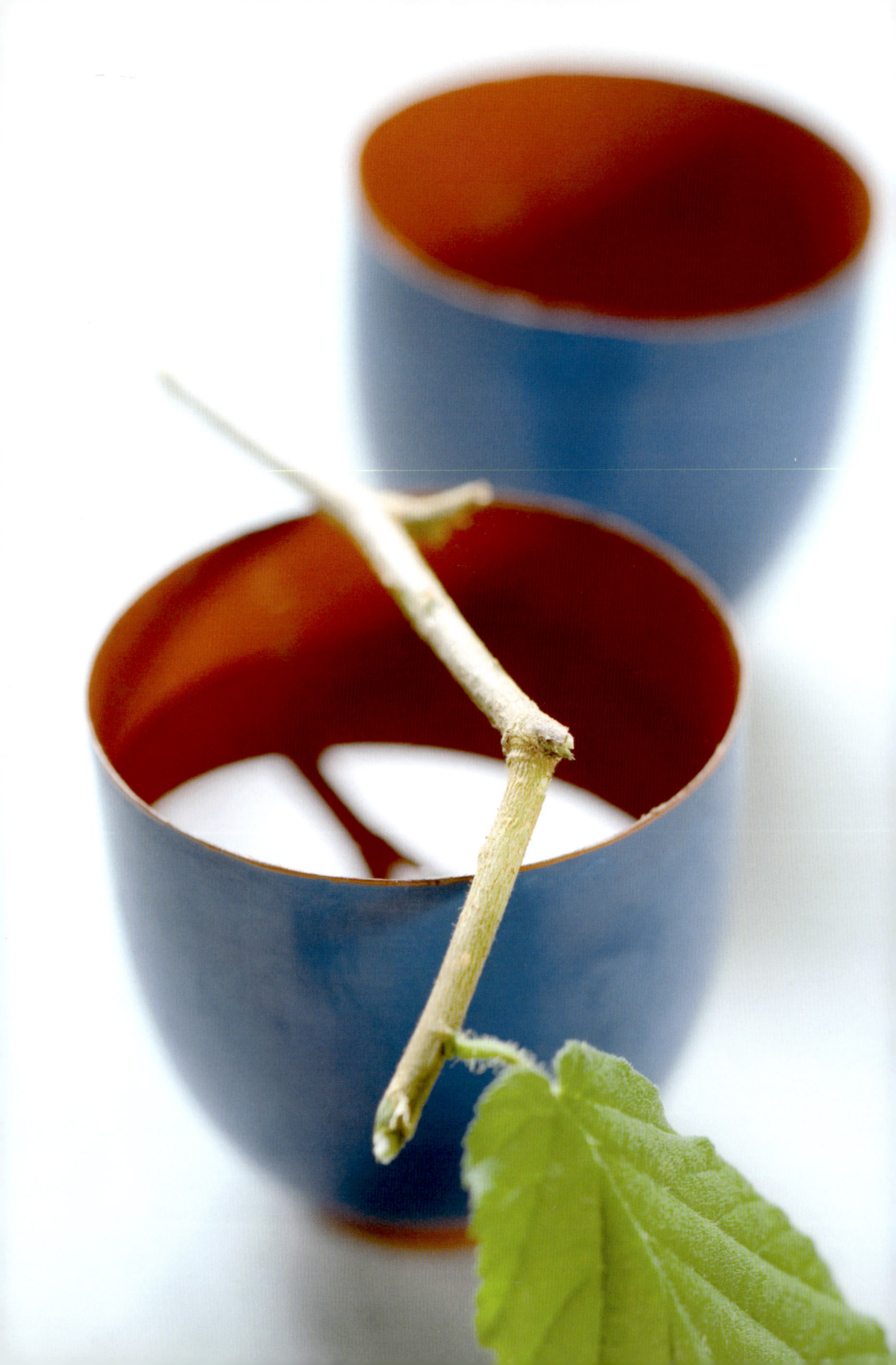

saire de s'éloigner des messages publicitaires, des modes et des mauvais réflexes pour se rapprocher des aliments qui nous font du bien.
Prenons du recul par rapport au marketing industriel et revenons au bon sens !

Face aux difficultés que nous pouvons éprouver pour nous repérer dans une quantité d'informations souvent contradictoires, il ne faut pas jeter l'éponge. Les aliments sains sont à notre disposition et puis nous n'avons pas besoin de trop d'aliments pour préserver notre capital (de) santé, il nous faut juste savoir quoi manger.

Dans cet ouvrage, nous vous proposons un certain nombre d'aliments choisis pour leurs valeurs nutritives intéressantes, ayant des vertus et des actions spécifiques sur certaines problématiques, dans le but de vous aider à devenir un consommateur averti et en mesure de préserver ou d'améliorer son bien-être.

Pour chaque aliment, vous trouverez :

- ses caractéristiques nutritionnelles ;
- ses propriétés ;
- les éventuelles précautions à prendre ;

Cependant, même face à la grande capacité nutritive des aliments, il faut rester humble et prudent. L'alimentation est certainement l'un des piliers de notre santé, mais ce n'est pas le seul. Pour garder la forme, il faut aussi bouger physiquement, pratiquer un sport, avoir une bonne hygiène mentale, ne pas avoir de conflits affectifs, tout en gardant une vie riche d'intérêts.
Il faut donc adopter une bonne hygiène de vie globale pour pouvoir profiter au mieux des bienfaits d'une alimentation saine !

TABLE DES MATIÈRES

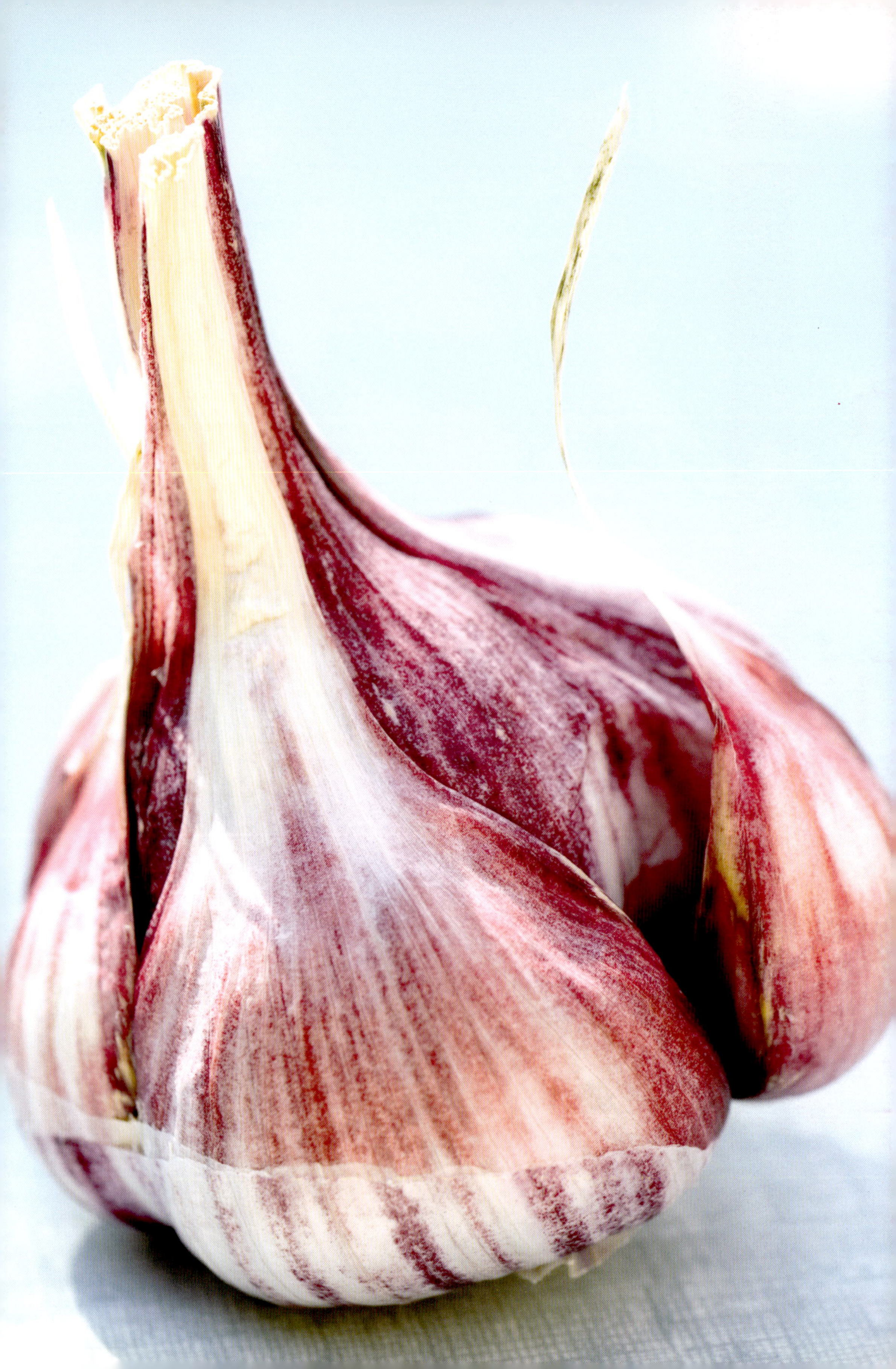

AIL

LE PREMIER ANTIBIOTIQUE NATUREL.

PRINCIPE ACTIF

L'allicine est un des composés sulfurés prédominants dans l'ail (responsable de son odeur). Il est produit lors d'une réaction enzymatique, en réponse à une agression (ail coupé, broyé ou écrasé).

PROPRIÉTÉS

L'allicine, reconnue comme l'un des premiers antibiotiques naturels, et l'ajoène, un autre composé sulfuré, pourraient être impliqués dans le mécanisme cardio-protecteur de l'ail, le second surtout pour son effet hypocholestérolémiant ; les saponines auraient aussi un rôle dans la régulation du système cardio-vasculaire. L'ail frais contient par ailleurs des antioxydants, des flavonoïdes et des tocophérols, intéressants pour aider à prévenir les maladies liées au vieillissement. C'est aussi un bon antidiabétique et un antiseptique particulièrement efficace dans les mycoses, ainsi qu'un excellent vermifuge. On prête encore à l'ail, et aux alliacées en général (ail, oignon, poireau, etc.), des effets anticancérigènes : diverses études ont pu montrer que certains cancers (du côlon notamment) sont quasiment absents chez les populations faisant un usage important de ces bulbes.

UTILISATION

Ail frais : de 1 à 2 gousses (de 4 à 8 g) par jour ;
Ail séché : de 0,5 à 1 g par jour ;
Extrait d'ail : prendre de 200 à 400 mg trois fois par jour.

PRÉCAUTIONS

À trop fortes doses, l'ail peut provoquer une irritation des muqueuses digestives et urinaires. On recommande aussi d'éviter d'en consommer d'importantes quantités avant et après une intervention chirurgicale, en raison de la présence de vitamine K.

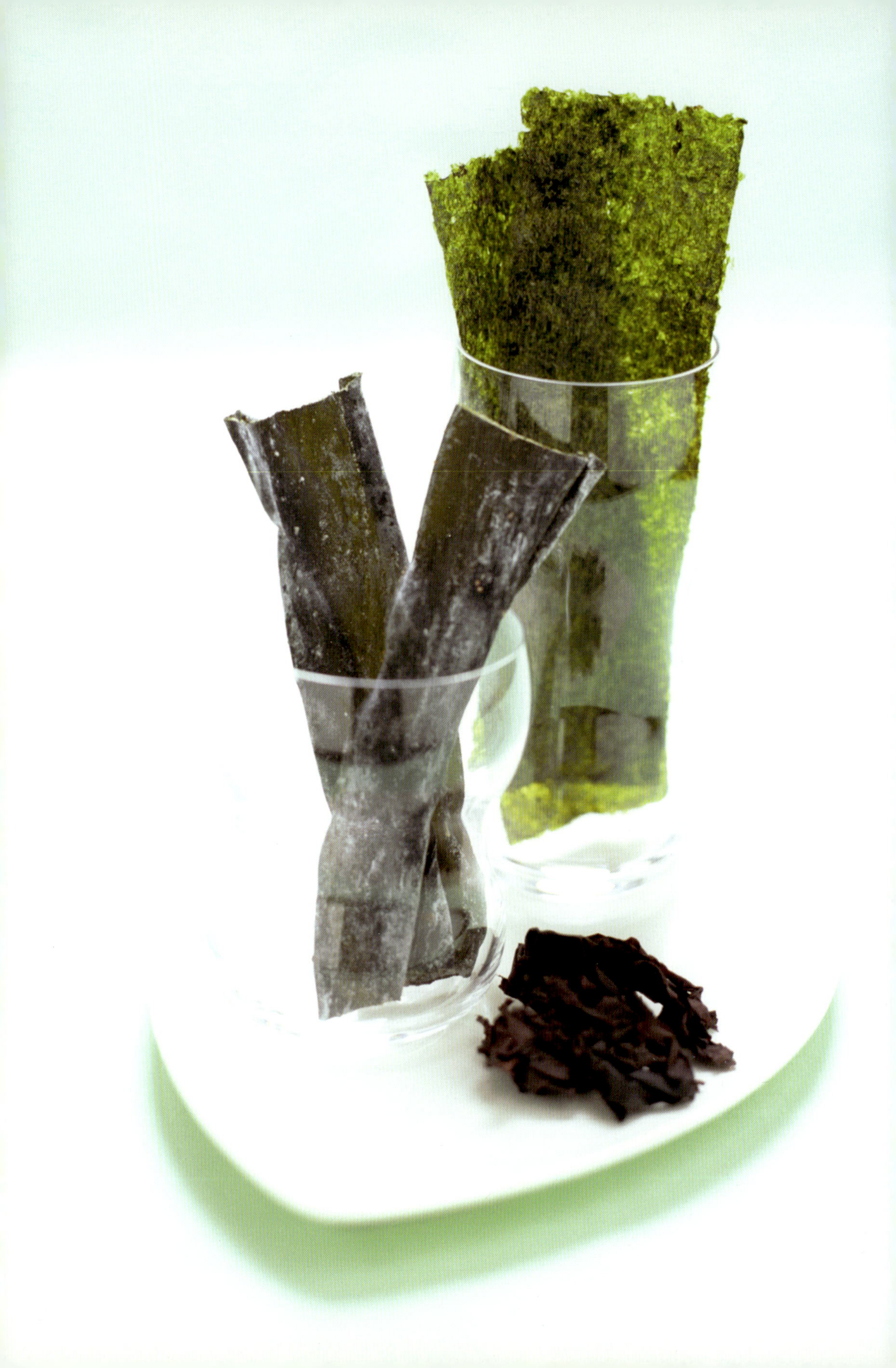

ALGUES

DES PIÈGES À TOXINES.

PRINCIPE ACTIF

Chaque algue possède ses propres caractéristiques, mais elles sont toutes une mine de nutriments.
Elles sont riches en minéraux et oligoéléments (environ 25 % de leur poids), comme en calcium (iziki et wakamé), en magnésium (wakamé, nori, laitue de mer, dulse), en fer (laitue de mer, dulse, iziki), en phosphore (nori) et bien d'autres (de l'iode, du potassium, du soufre, du chrome, du zinc, du cobalt, du sodium, du manganèse…).
Elles contiennent aussi beaucoup de vitamines : celles du groupe B, de la vitamine C et A.
La quantité de protéines varie selon la qualité des algues, mais on l'estime en moyenne à 20 % de leur poids.

PROPRIÉTÉS

Grâce à la présence d'une composante, l'algine, elles sont des pièges à toxines, c'est-à-dire qu'elles facilitent l'élimination des déchets présents dans notre organisme.
Elles facilitent le transit intestinal, grâce aux fibres qu'elles contiennent.
Elles stimulent les défenses naturelles de notre organisme et ont un pouvoir minéralisant grâce à la grande quantité de minéraux et d'oligoéléments qu'elles possèdent.

UTILISATION

Vous trouvez les algues dans les magasins biologiques et de produits naturels. Elles peuvent être fraîches, conservées sous une petite couche de sel, ou séchées en feuilles entières, en morceaux ou en paillettes. Quand elles sont fraîches, elles se conservent au réfrigérateur seulement quelques jours. Si elles sont séchées, elles se conservent longtemps dans un endroit sec, à l'abri de la lumière. Elles peuvent également être congelées.

PRÉCAUTIONS

Les algues se consomment en petites quantités, mais de façon régulière.
À cause de la présence d'iode, les personnes souffrant de la thyroïde doivent demander conseil à leur médecin traitant avant d'en faire un usage important.

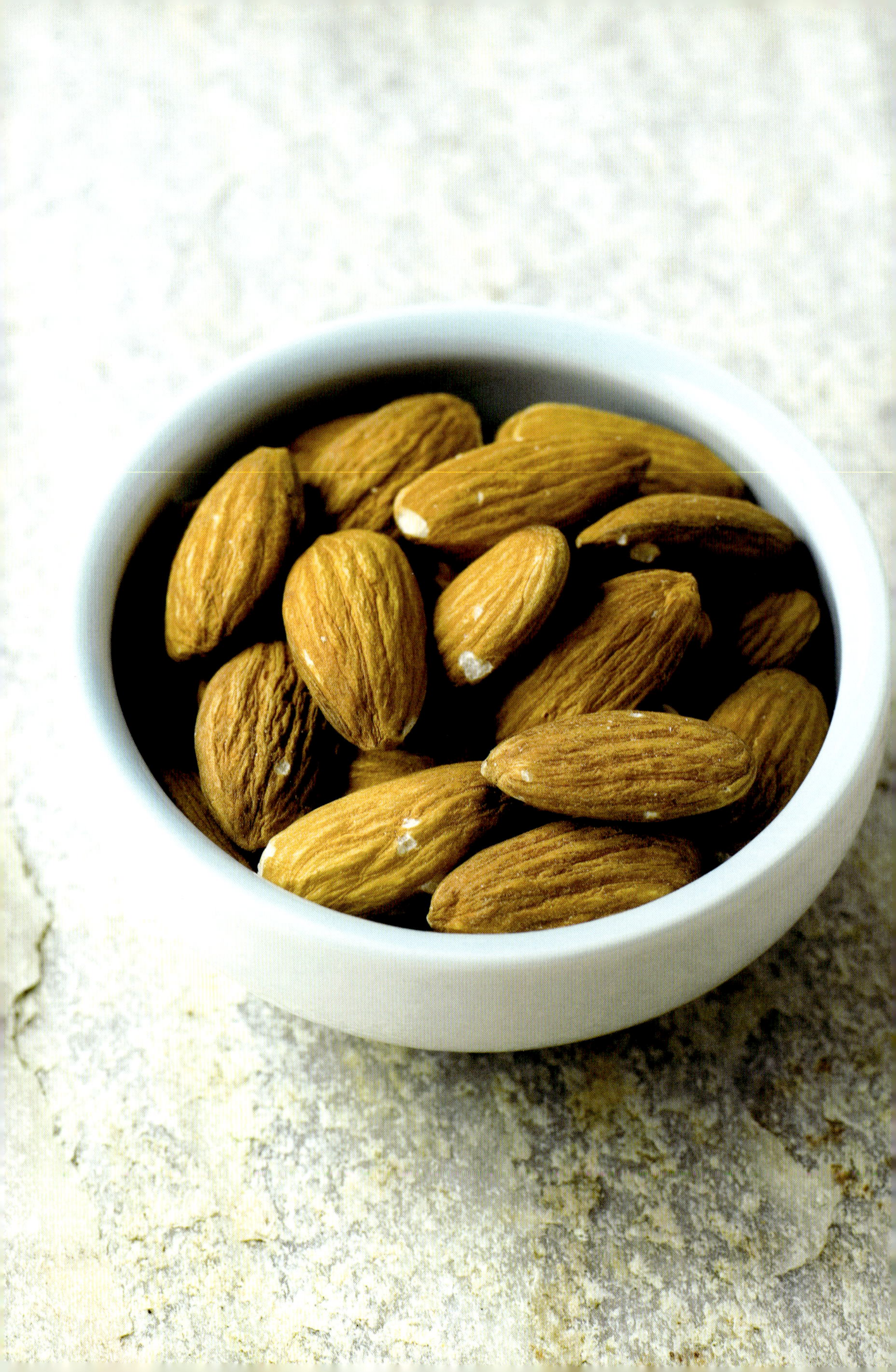

AMANDE

UN CONCENTRÉ DE NUTRIMENTS.

PRINCIPE ACTIF

Excellente source de vitamine E, l'amande présente aussi des vitamines du groupe B, de nombreux minéraux et oligoéléments, comme le magnésium, le calcium, le potassium, le phosphore et le manganèse. Bonne source d'acides gras polyinsaturés, l'amande est aussi riche en fibres (15 % de son poids) et en protéines (environ 20 % de son poids).

PROPRIÉTÉS

Grâce à la présence de phytostérols, des composantes qui rentrent en compétition avec le cholestérol au niveau intestinal, l'amande a la réputation de diminuer le taux du « mauvais » cholestérol sanguin, le LDL.
Elle favorise le transit intestinal.
Elle fait baisser le risque des maladies cardio-vasculaires.
Grâce aux antioxydants qu'elle contient, elle combat efficacement la formation des radicaux libres.
Il s'agit d'un aliment minéralisant.

UTILISATION

Les amandes s'achètent surtout sans leur coque – avec la peau brune – ou mondées, c'est-à-dire sans la peau. Elles peuvent être entières, effilées, en poudre et se conservent dans une boîte hermétiquement fermée, à l'abri de la lumière et de l'humidité. Elles sont parfois salées, rôties ou fumées. Les amandes devraient être renouvelées tous les ans, après la nouvelle récolte.

PRÉCAUTIONS

L'amande est un aliment très gras et convient seulement en petites quantités aux personnes en surpoids ou suivant un régime amincissant.

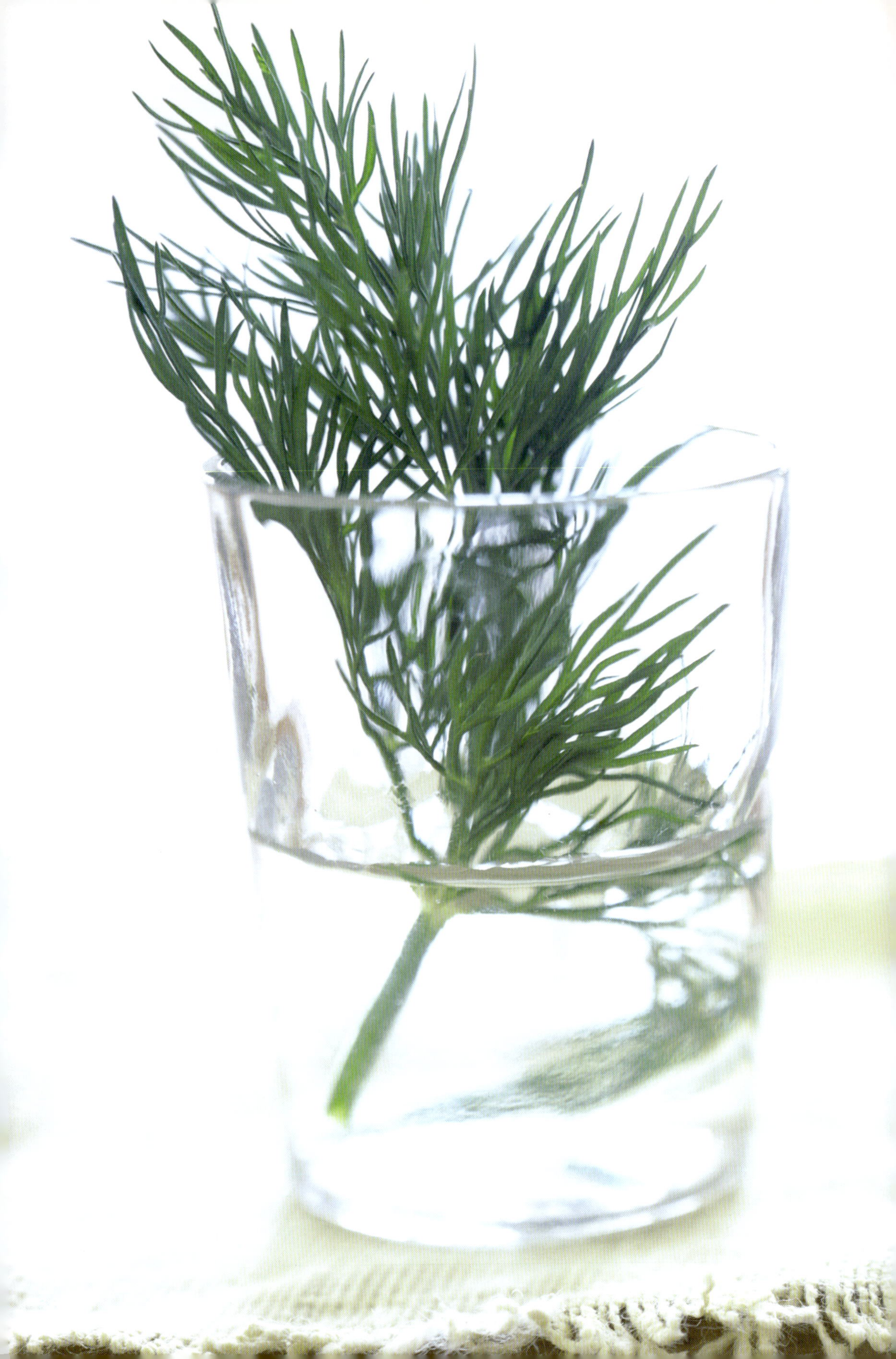

ANETH

DES GRAINES À MÂCHER.

PRINCIPE ACTIF

La plante est riche en sels minéraux, magnésium, fer, calcium et vitamine C.

PROPRIÉTÉS

On lui reconnaît de multiples vertus médicinales, notamment digestives et stimulantes ; mâcher ses graines après les repas assure une bonne digestion. Selon de vieux recueils d'herboristes, l'aneth serait aussi très efficace sur le hoquet.

UTILISATION

Les feuilles fraîches ou séchées sont employées pour aromatiser salades, poissons, viandes et sauces ; les graines servent à parfumer liqueurs et confitures. Bu en infusion, l'aneth combat l'indigestion, soulage flatulences et coliques, stoppe le hoquet. Versez une cuillerée de graines d'aneth dans un bol d'eau bouillante, filtrez et buvez.

PRÉCAUTIONS

L'huile essentielle doit être administrée à doses minimes. Elle est déconseillée chez les femmes enceintes (pour ses effets abortifs) et chez les personnes allergiques aux ombellifères.

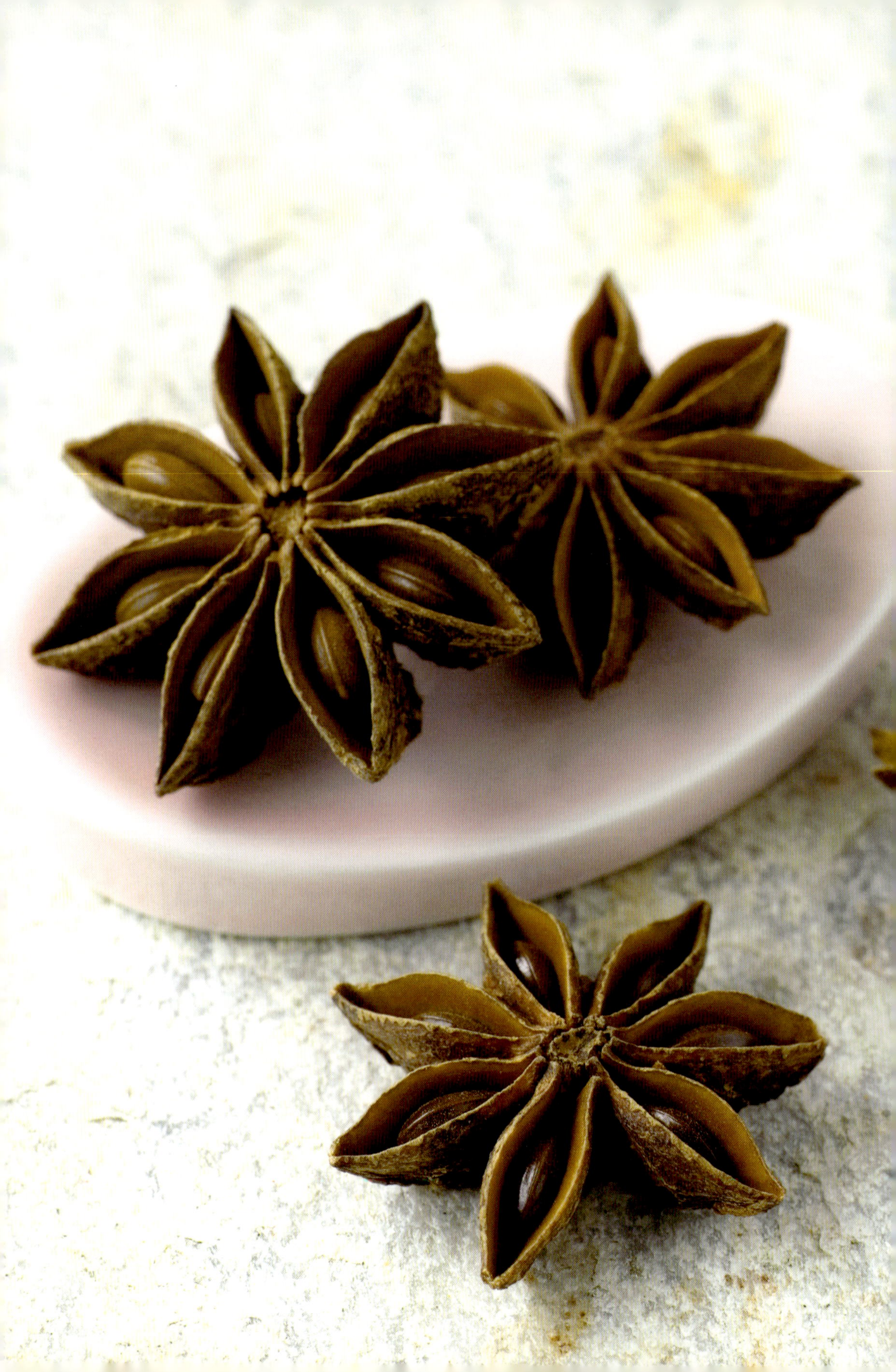

ANIS ÉTOILÉ

UN BON ANTISEPTIQUE INTESTINAL.

PRINCIPE ACTIF

L'huile essentielle du badianier renferme de l'anéthol (qui lui donne son arôme) et des tanins.

PROPRIÉTÉS

En Europe, le fruit du badianier est principalement utilisé dans la fabrication du pastis. Il a des propriétés stomachiques, carminatives et antispasmodiques. C'est un bon antiseptique intestinal.

UTILISATION

Quelques graines suffisent pour parfumer un plat. Très utilisé dans la cuisine chinoise, l'anis étoilé entre dans la composition des « cinq parfums », avec le poivre de Séchouan, le fenouil, le clou de girofle et la cannelle. En infusion, il supprime les ballonnements et diminue les gaz (une tasse 10 à 15 minutes après chaque repas). En gélules (extrait sec) : 300 mg avec un verre d'eau après chaque repas.

Pas de contre-indication.

POUR LA PETITE HISTOIRE...

La badiane chinoise est utilisée dans la fabrication de l'acide shikimique, qui, après plusieurs transformations, devient le phosphate d'oséltamivir, molécule active du Tamiflu, médicament antigrippal utilisé contre la grippe humaine.

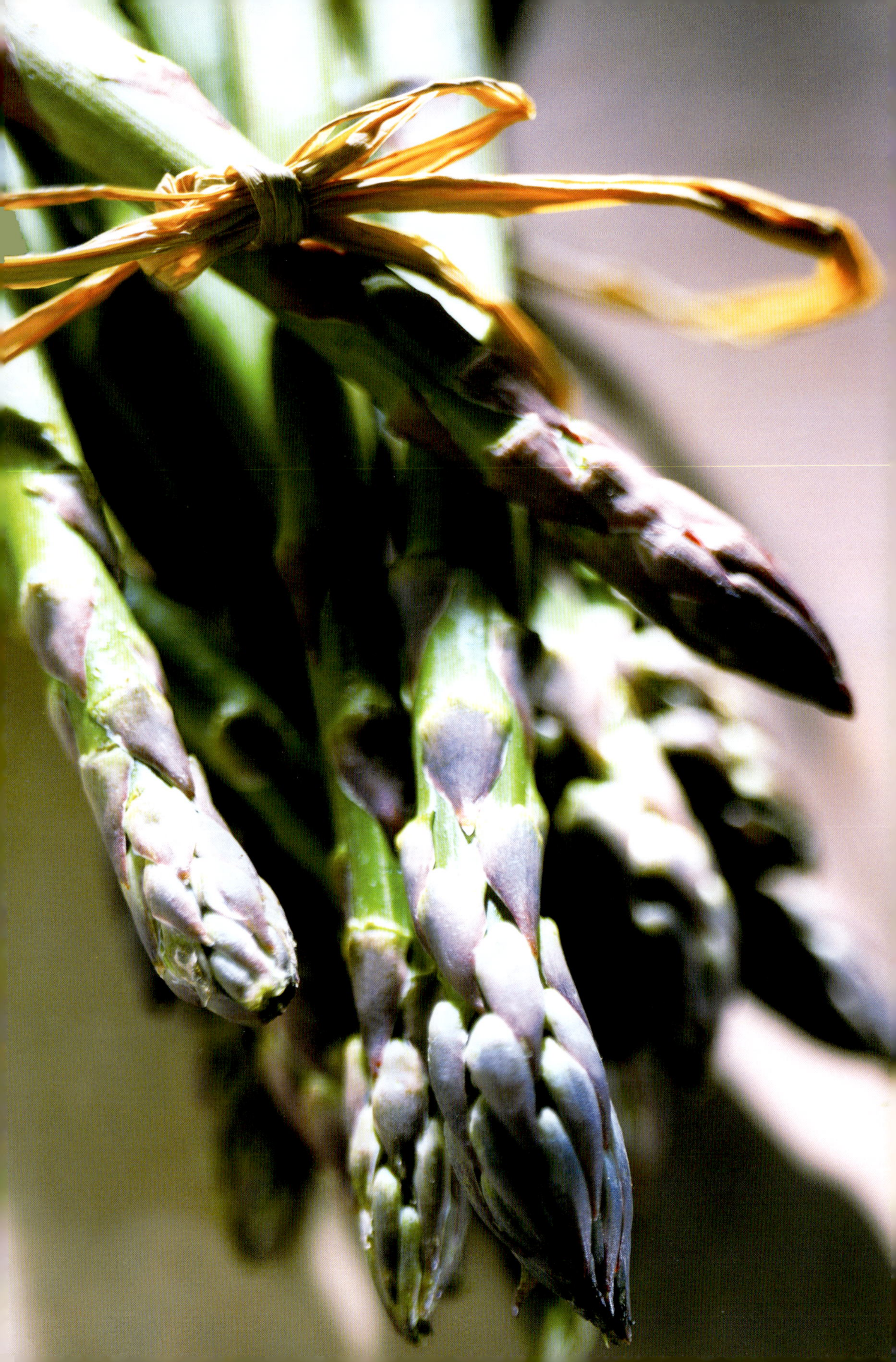

ASPERGE

UN TRÈS BON DÉPURATIF.

PRINCIPE ACTIF

Riche en antioxydants, l'asperge contient des fibres, des flavonoïdes, de la provitamine A, des vitamines B, C, E, K, des minéraux et des oligoéléments, comme le fer, le calcium, le cuivre, le phosphore et le manganèse.

PROPRIÉTÉS

L'asperge est un bon diurétique et dépuratif qui aide à éliminer l'eau en excès dans le corps.
Elle fluidifie le sang, et ferait partie des légumes agissant contre la formation et la prolifération du cancer.
Elle lutte contre le vieillissement cellulaire, tout en favorisant le transit intestinal.

UTILISATION

Les asperges blanches ont moins de déchets que les vertes qui, en revanche, restent les plus savoureuses. Choisissez des asperges aux pointes bien fermées et compactes et conservez-les quelques jours dans le bac à légume du réfrigérateur.

PRÉCAUTIONS

Fluidifiant le sang, l'asperge doit être consommée en quantité modérée en cas de prise de médicaments anticoagulants.

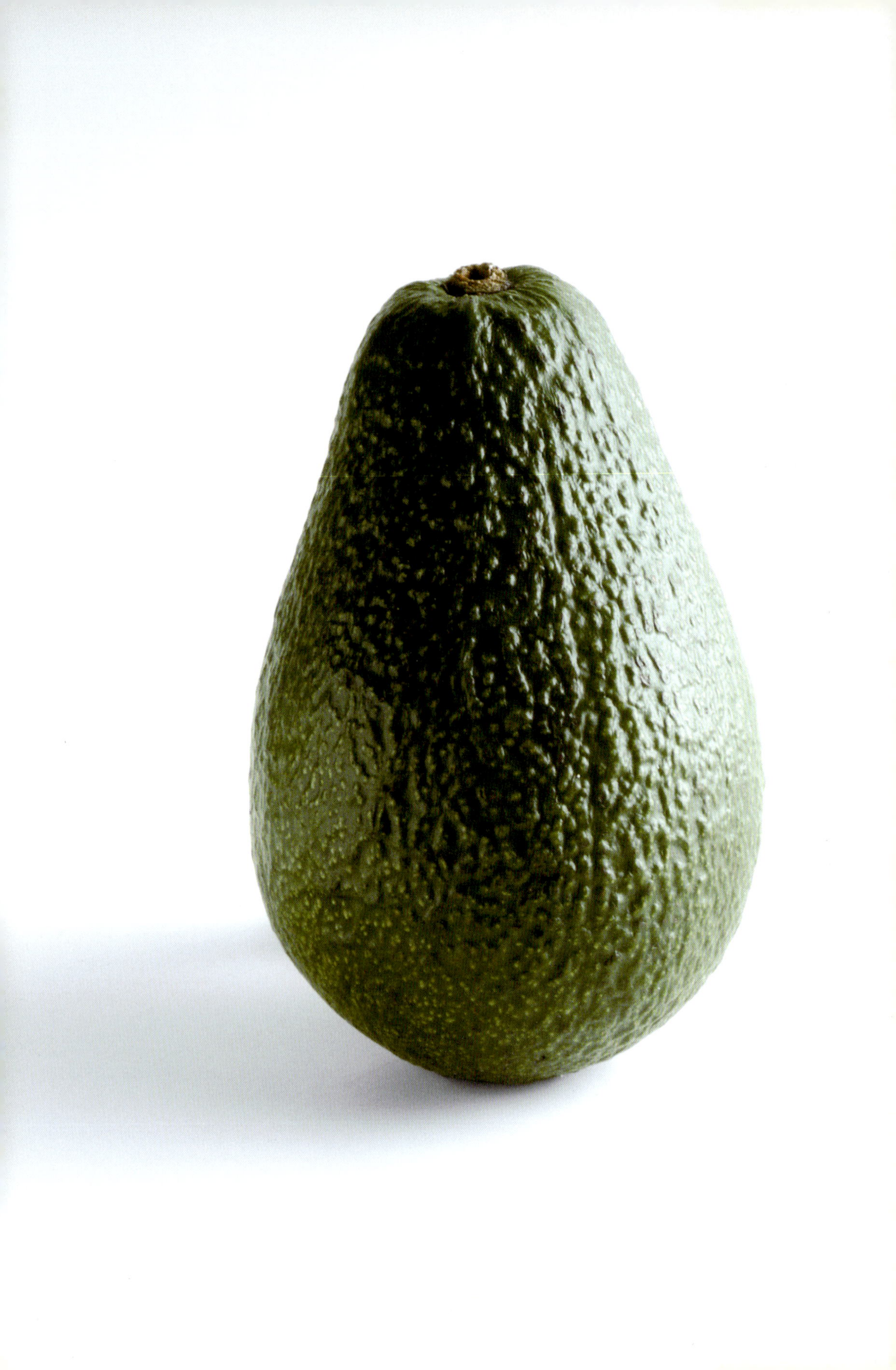

AVOCAT

PROTÈGE LE SYSTÈME CARDIO-VASCULAIRE.

PRINCIPE ACTIF

Aliment riche en nutriments, l'avocat contient des protéines, des glucides et des lipides (environ 20 %) composés pour la plupart des corps gras mono-insaturés. Il présente une bonne quantité de vitamine E, de la vitamine C et celles du groupe B. Riche en fibres, il contient aussi des minéraux, comme le potassium et le magnésium.

PROPRIÉTÉS

L'avocat permet de diminuer le taux du « mauvais » cholestérol sanguin et a un pouvoir antioxydant permettant de combattre les radicaux libres.
Il exerce une protection sur les vaisseaux sanguins, aide à prévenir le durcissement de la peau.
Il contribue au bon fonctionnement intestinal.
Il est bénéfique pour la prostate.

UTILISATION

Achetez des avocats presque murs (ils termineront le processus de maturation dans votre corbeille à fruits), à la peau verte et souple au toucher.

PRÉCAUTIONS

À consommer de façon modérée en cas de surpoids ou pendant les régimes amincissants.

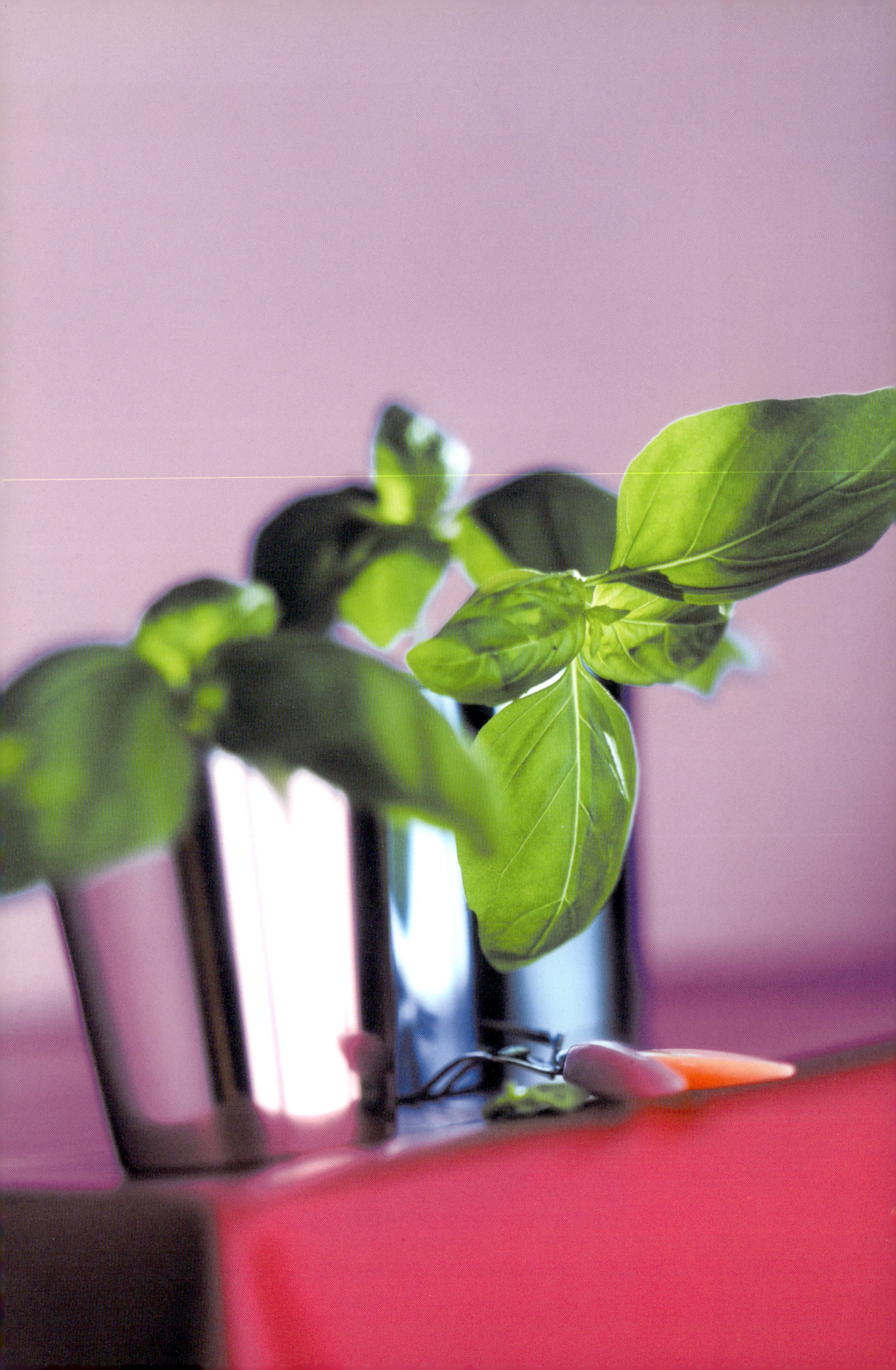

BASILIC

LE PISTOU N'EST RIEN SANS LUI.

PRINCIPE ACTIF

Le basilic contient une huile essentielle à base de linalol et d'estragol. La plante est riche en camphre.

PROPRIÉTÉS

En phytothérapie, la plante est traditionnellement utilisée comme antistress et contre les maux d'estomac. Elle est aussi réputée pour être tonique, antispasmodique et antiseptique intestinal. Riche en camphre, le basilic dégage les voies respiratoires.

UTILISATION

Le basilic est d'abord une épice que l'on utilise en accompagnement de plats, sous forme de feuilles fraîches ou séchées. En infusion, le basilic a des vertus digestives et carminatives ; c'est un tonique par stimulation surrénale, légèrement diurétique et utile en cas de fièvre virale : laisser infuser une cuillère à soupe de feuilles dans un litre d'eau bouillante pendant 10 minutes, filtrer. On peut l'utiliser en fumigation pour dégager les voies respiratoires.

Pas de contre-indication.

POUR LA PETITE HISTOIRE...

Anciennement, on reniflait des feuilles sèches de basilic pour s'éclaircir les idées. Mais la pratique était assez controversée.

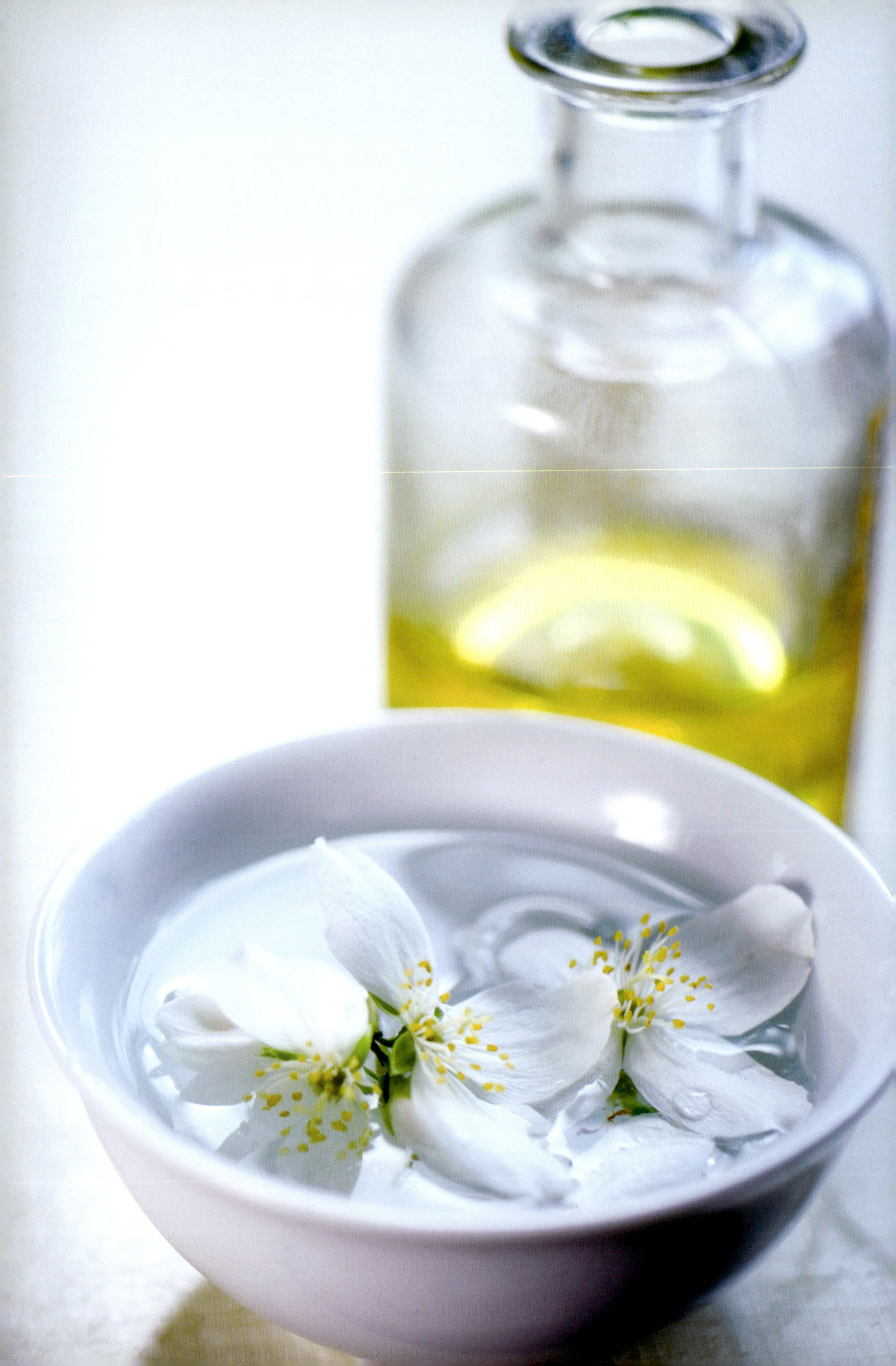

BIGARADIER

FINE FLEUR DE LA CUISINE ORIENTALE.

PRINCIPE ACTIF

On extrait différentes huiles essentielles des feuilles et des précieuses fleurs d'oranger.

PROPRIÉTÉS

Les feuilles et les fleurs du bigaradier sont reconnues pour leurs propriétés sédatives et anxiolytiques. L'huile obtenue à partir des pépins du fruit, riche en antioxydants, aurait une action anticholestérol.

UTILISATION

Sert à parfumer les plats et les pâtisseries, particulièrement l'eau de fleurs d'oranger. L'écorce de bigarade fait partie des traditionnels fruits confits. L'infusion de fleurs séchées a des propriétés stimulantes et digestives, et favorise le sommeil.

Pas de contre-indication.

POUR LA PETITE HISTOIRE...

L'eau de fleurs d'oranger très employée dans la cuisine orientale est le résidu de la distillation de l'essence de fleurs d'orangers.

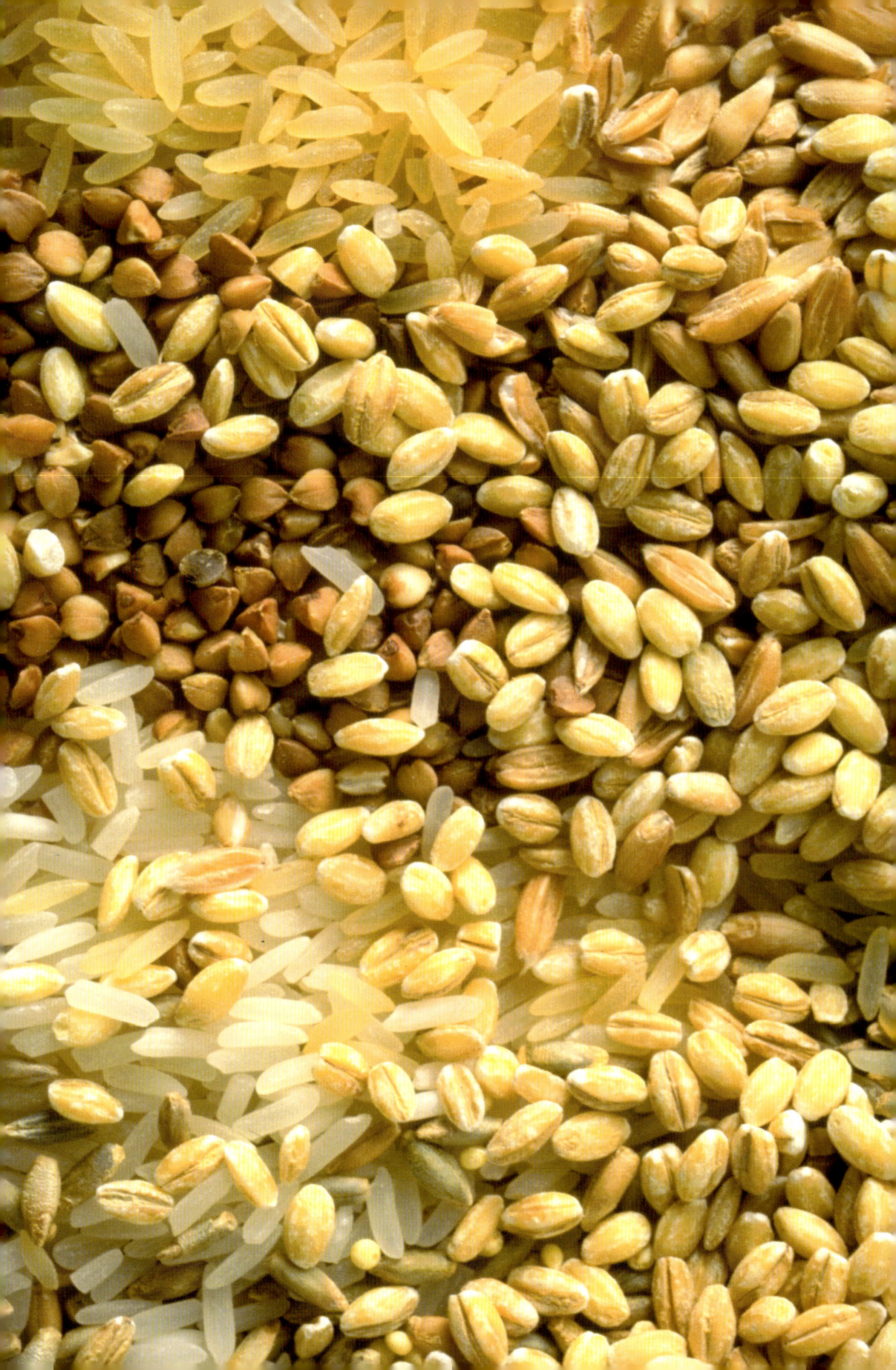

BLÉ

RÉDUIT LE MAUVAIS CHOLESTÉROL.

PRINCIPE ACTIF

Le blé (surtout s'il est complet) renferme des vitamines des groupes B et E, des minéraux et oligoéléments, comme le phosphore, le magnésium, le fer, le zinc, le manganèse, le sélénium.

Quand il est complet, le blé contient environ 15 % de son, une fibre végétale. Il s'agit de son enveloppe qui disparaît pendant le processus de raffinage.

PROPRIÉTÉS

Le blé (surtout le germe de blé) favorise la réduction du taux du « mauvais » cholestérol.

Le blé complet favorise le transit intestinal, et ferait partie des aliments qui luttent contre le cancer.

Le blé complet permet de combattre les radicaux libres et le vieillissement cellulaire.

PRÉCAUTIONS

À cause de la présence de son, le blé, sous sa forme complète, peut irriter les intestins sensibles.

Le blé ne convient pas aux personnes souffrant de la maladie cœliaque, car elles sont allergiques au gluten, une protéine présente dans cette céréale.

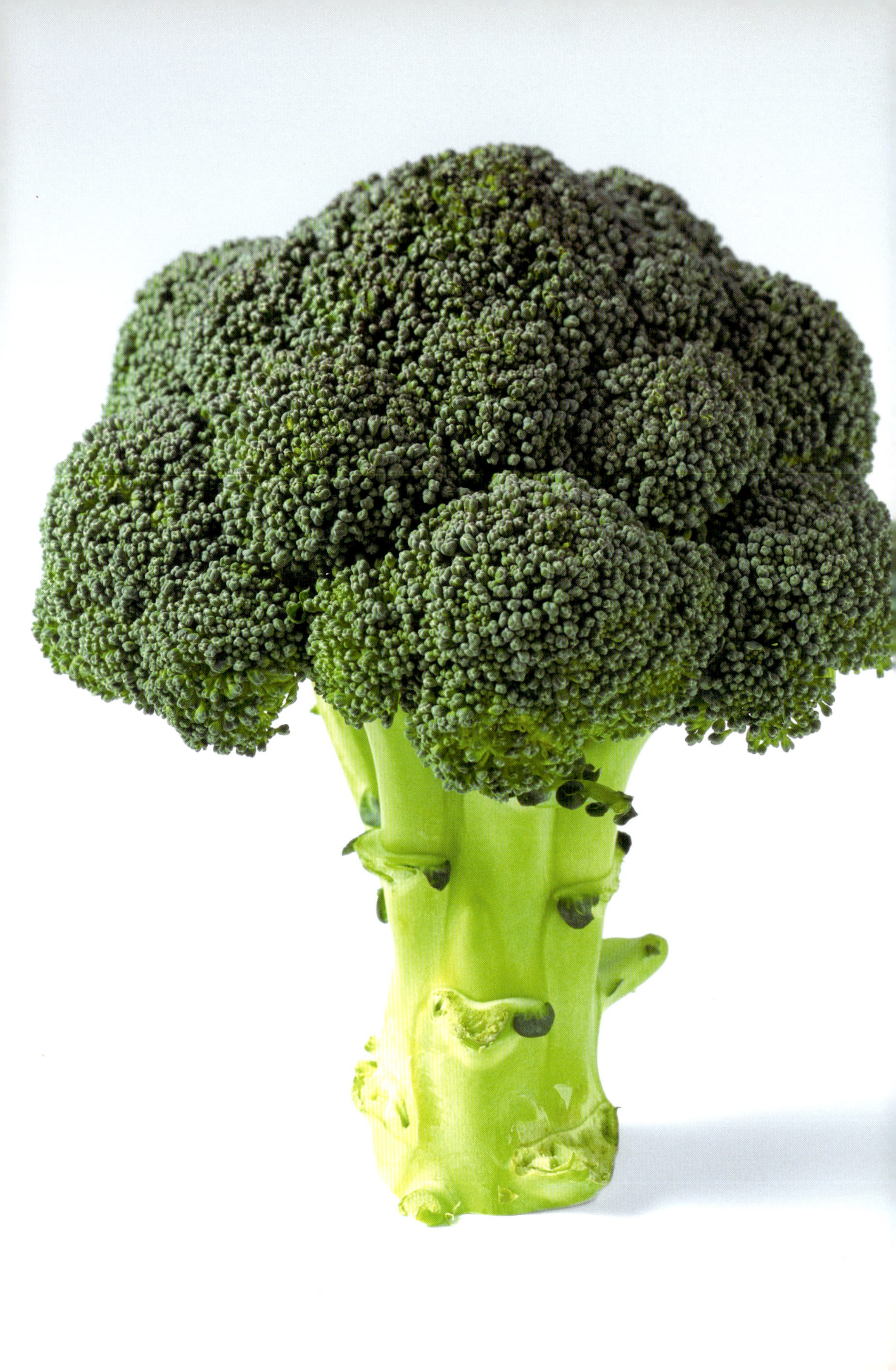

BROCOLI

PRÉVIENT CERTAINS CANCERS.

PRINCIPE ACTIF

Il s'agit d'un des légumes les plus riches en vitamine C (quand il est cru, il en contient plus que l'orange !) ainsi qu'en bêta-carotène. Il contient aussi des vitamines E et K, des vitamines du groupe B et des minéraux et oligoéléments, comme le fer, le phosphore, le magnésium, le potassium.

PROPRIÉTÉS

Grâce aux antioxydants naturels qu'il contient, il lutte efficacement contre la formation des radicaux libres responsables du vieillissement de nos cellules.
Il est parmi les aliments à privilégier pour lutter contre les différents cancers.
Une consommation régulière aiderait à prévenir les maladies cardio-vasculaires.
Il favorise la coagulation du sang.

UTILISATION

Le brocoli se consomme le plus souvent cuit, mais ses jeunes bouquets sont aussi délicieux crus, seuls ou mélangés à d'autres crudités. Si vous optez pour la forme crue, assurez-vous que le brocoli soit sans pesticide ou biologique.

PRÉCAUTIONS

À cause de la présence de la vitamine K – un coagulant sanguin –, les individus prenant des médicaments anticoagulants doivent en faire une consommation limitée pour ne pas réduire les effets de ces derniers.

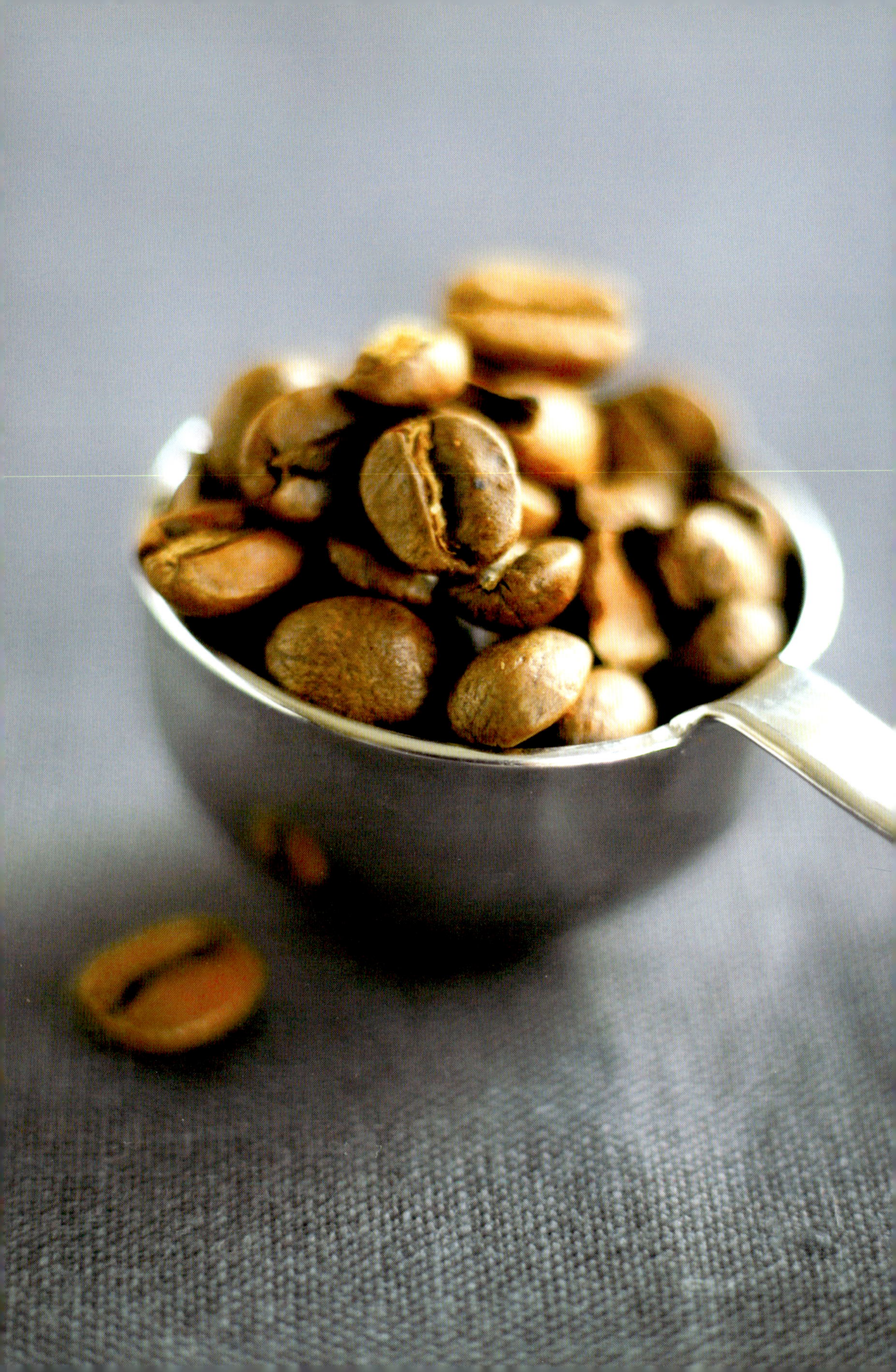

CAFÉ

DES VERTUS PLEIN LA TASSE.

PRINCIPE ACTIF

La caféine est un stimulant général qui excite très particulièrement l'attention des chercheurs.

PROPRIÉTÉS

Parfait stimulant de l'organisme, le café allonge la durée de vigilance et retarde l'apparition de la sensation de fatigue, lors d'efforts intellectuels ou de tâches répétitives. La boisson agit positivement sur la conduite automobile. Des études ont montré qu'elle améliore les réflexes de la perception visuelle. Le café est aussi réputé pour son action antimigraineuse ; en exerçant la constriction des vaisseaux sanguins du cerveau, la caféine aurait pour effet une diminution de la durée des migraines. Associée au paracétamol ou à l'aspirine, elle entraîne également un effet analgésique plus intense. Hormis la caféine, le café apporte un certain nombre de vitamines et de minéraux. On y trouve aussi des acides phénoliques, dont les propriétés antioxydantes sont connues. Récemment, aux États-Unis, des chercheurs ont mis en évidence le rôle protecteur du café dans les cancers de la peau.

UTILISATION

Tous ces bénéfices sont relevés pour une consommation modérée, soit deux à trois tasses par jour.

POUR LA PETITE HISTOIRE...

Au VIIIe siècle, un berger fut intrigué par le comportement de ses chèvres qui avaient brouté les baies rouges d'un arbuste ; les bêtes étaient excitées au point qu'elles dansèrent jusqu'à l'aube. Il raconta son histoire au prieur d'un couvent voisin, lequel eut l'idée de mettre à bouillir les noyaux de ces fruits pour en tirer un breuvage qui donna une ardeur particulière à tous ceux qui en burent.

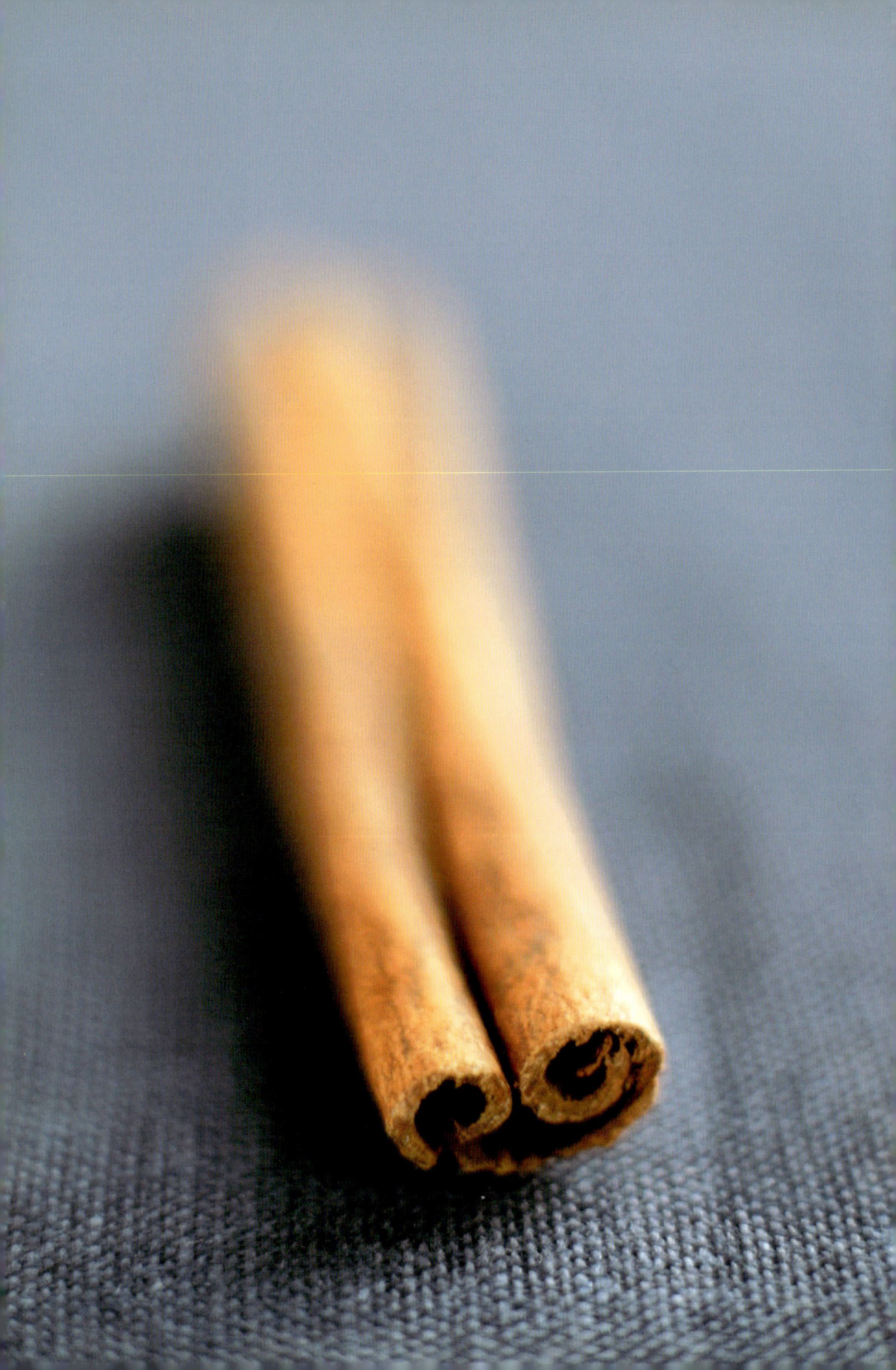

CANNELLE

DE BONS TUYAUX.

PRINCIPE ACTIF

Les proanthocyanidines et l'aldéhyde cinnamique ont un fort pouvoir antioxydant.

PROPRIÉTÉS

La cannelle protège contre le stress oxydatif et s'avère utile pour lutter contre les réactions inflammatoires et allergiques. Elle est réputée stimuler la digestion et éliminer les gaz intestinaux. La présence de composés aux propriétés apparentées à l'insuline en ferait un bon complément pour lutter contre le diabète.

UTILISATION

En poudre ou en bâtons (à conserver dans un récipient hermétique pour préserver l'arôme). Si les bâtonnets supportent une longue cuisson, la poudre devient trop amère quand elle cuit trop longtemps.

PRÉCAUTIONS

L'essence de cannelle qui aromatise certains bonbons, gommes à mâcher et dentifrice peut parfois entraîner une légère irritation orale.

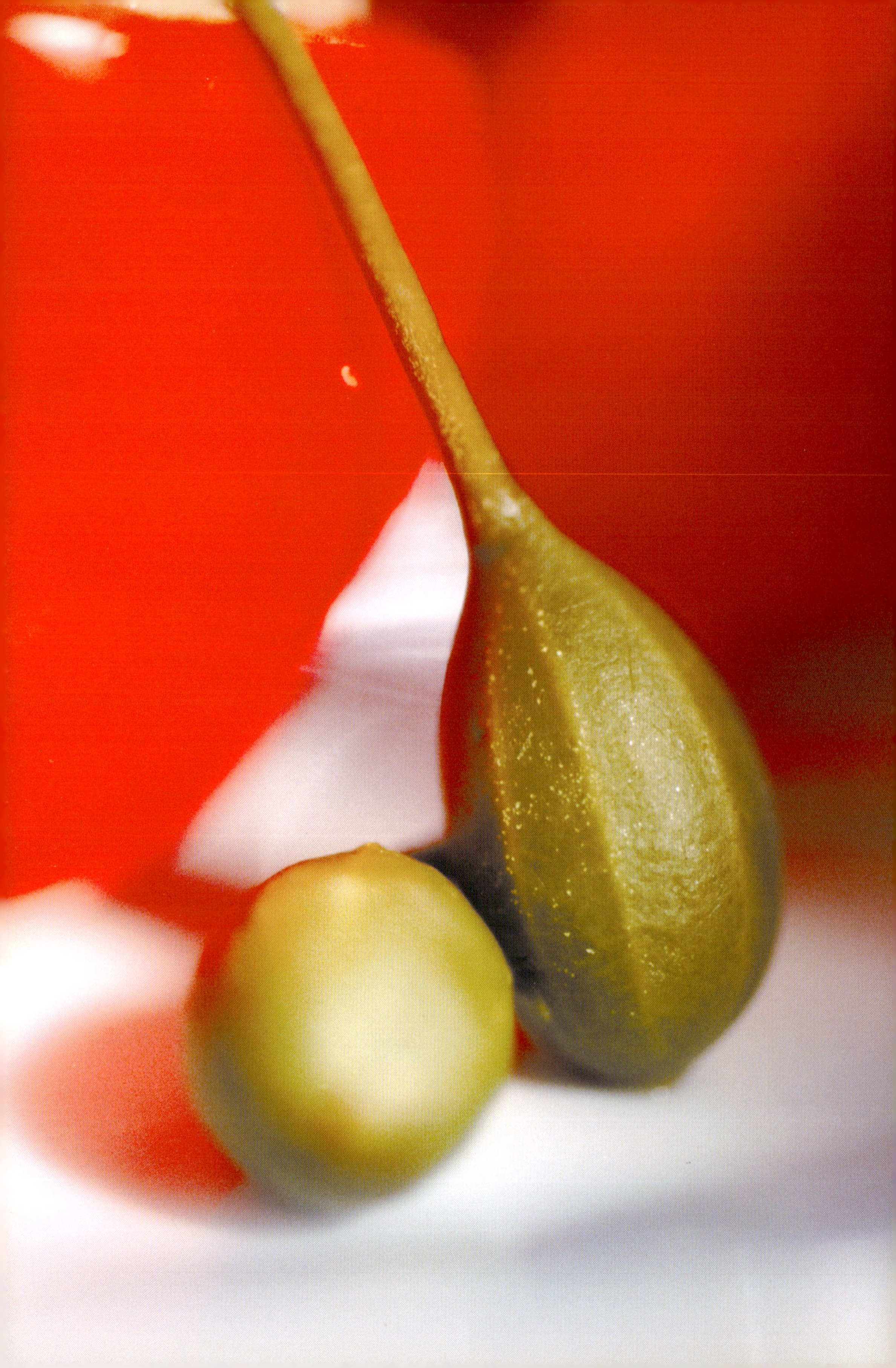

CÂPRE

UN BOUTON APÉRITIF.

PRINCIPE ACTIF

Les câpres contiennent des vitamines A, B9 (acide folique) et de la vitamine C en assez forte concentration. Des études récentes ont mis en évidence leur richesse en oligoéléments.

PROPRIÉTÉS

Pendant longtemps, les peuples habitant le pourtour méditerranéen utilisaient les câpres comme remède contre le scorbut, les rhumatismes et comme diurétique, une propriété qu'on lui reconnaît universellement. La câpre est aussi réputée pour être un bon tonique et pour ses vertus apéritives et digestives. Au Maroc, elle est connue pour guérir les maladies gastriques.

UTILISATION

Les câpres sont parfaites pour relever les sauces froides.

Pas de contre-indication.

PRÉCAUTIONS

Les Romains étaient très friands de câpres dont ils épiçaient leurs plats, sans doute parce qu'ils pensaient qu'elles étaient aphrodisiaques, ce qui n'est pas démontré.

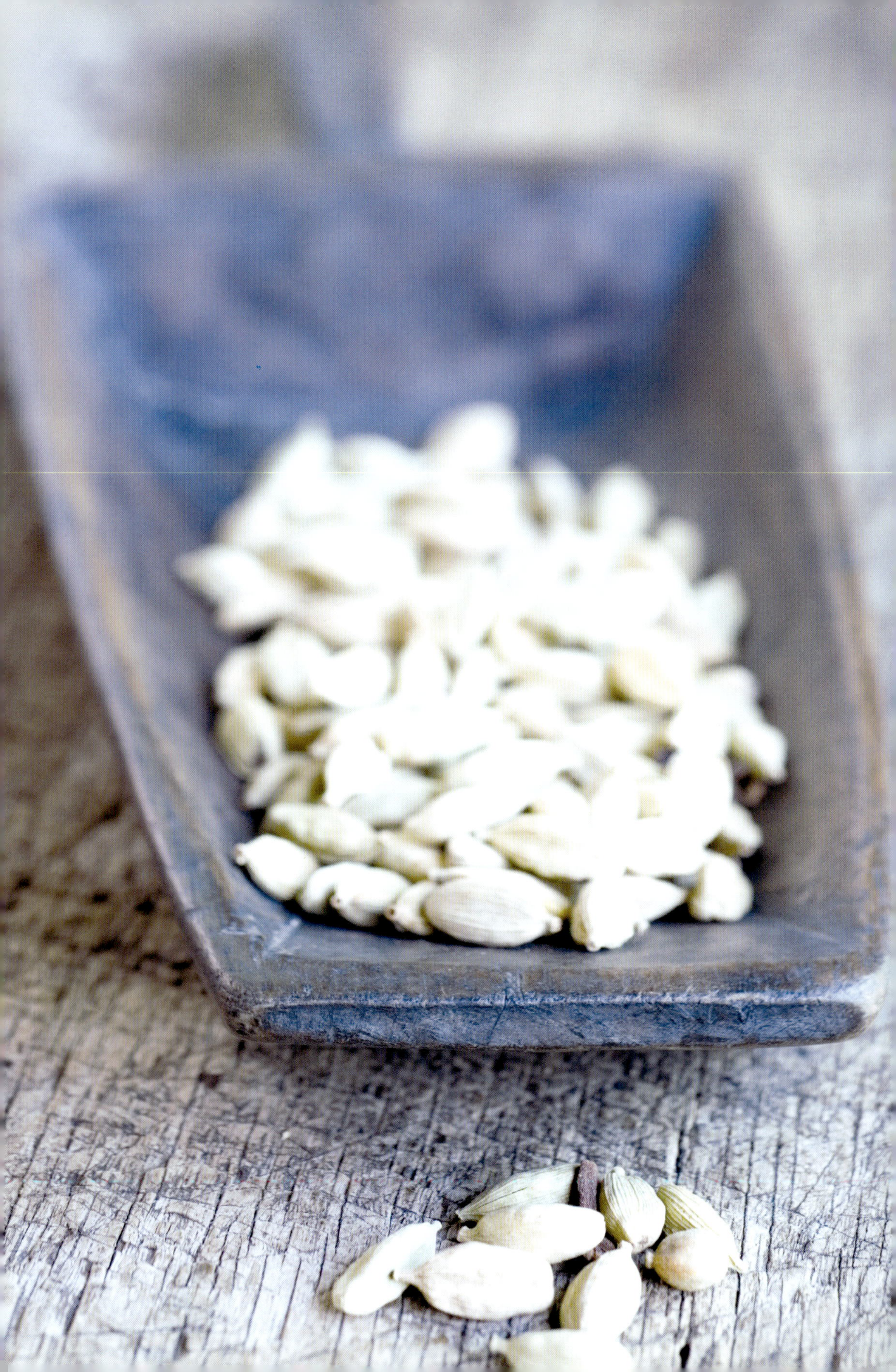

CARDAMOME

UN DENTIFRICE NATUREL.

PRINCIPE ACTIF

L'huile essentielle de cardamome, obtenue à partir de la distillation des graines, est composée essentiellement d'alpha-terpinéol et d'oxyde terpénique.

PROPRIÉTÉS

La cardamome est utilisée pour traiter les infections des dents et des gencives, pour prévenir et traiter les problèmes de gorge. Elle calme les douleurs d'estomac après un repas trop lourd, grâce à des vertus antiacides, et facilite la digestion. Elle est également reconnue pour ses propriétés vermifuges.

UTILISATION

Elle se présente sous forme de graines qu'on utilise pour aromatiser les plats ou sous forme d'huile essentielle. On peut en faire des infusions.

PRÉCAUTIONS

Demandez l'avis du médecin ou du pharmacien pour une utilisation sous forme d'huile essentielle.

POUR LA PETITE HISTOIRE...

Si on aime l'ail, mais si l'on tient à garder une haleine fraîche, il est conseillé de croquer quelques graines de cardamome après le repas. On raconte que c'est ce que faisait Cléopâtre quand Marc-Antoine venait l'honorer.

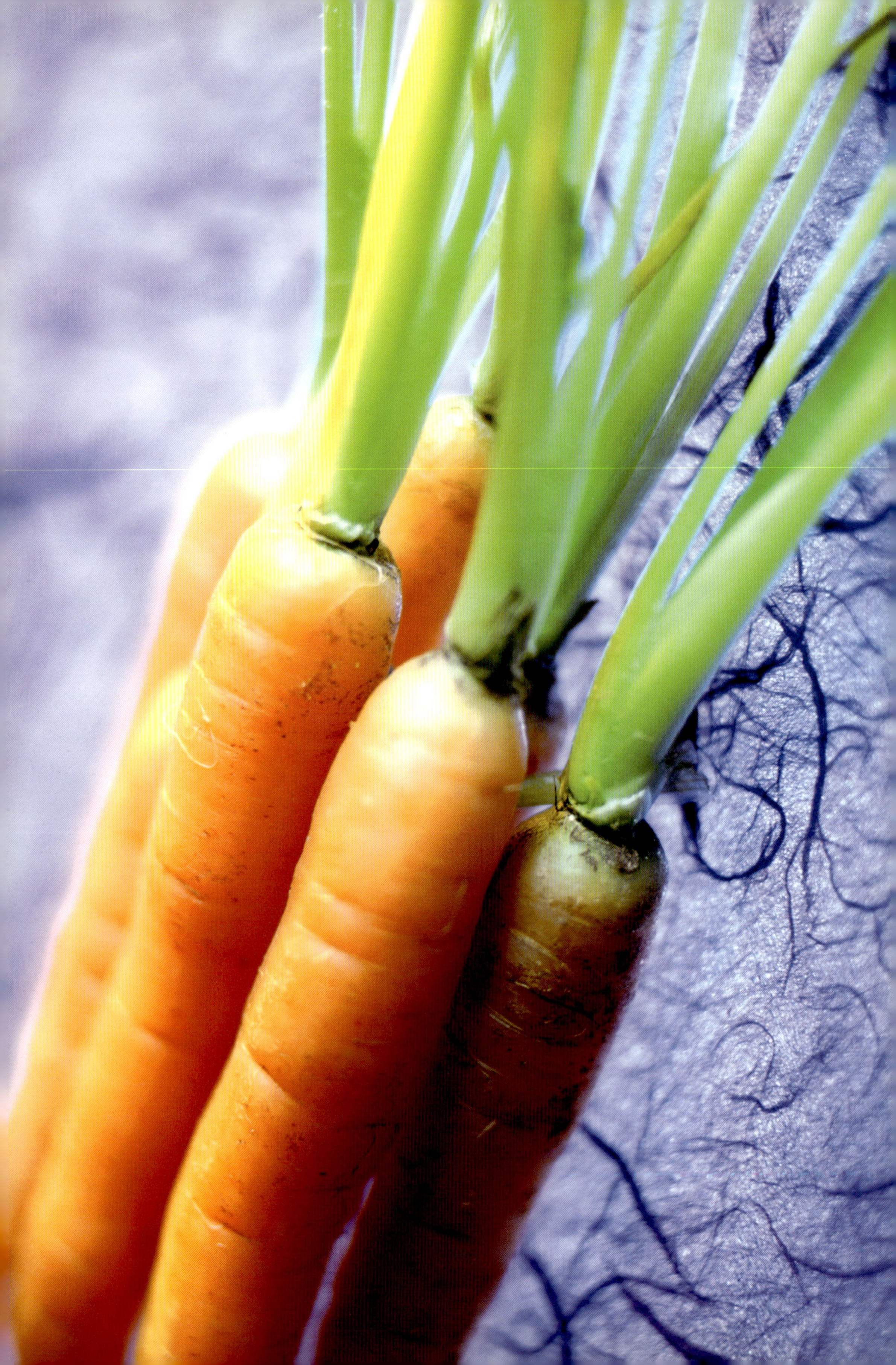

CAROTTE

PROTÈGE LA PEAU.

PRINCIPE ACTIF

La carotte est particulièrement riche en bêta-carotène qui se transforme dans l'organisme humain en vitamine A, selon ses besoins. Elle renferme aussi les vitamines E, C (qui se perd pendant la cuisson), des fibres, des minéraux et des oligoéléments, comme le potassium, le calcium, le phosphore et le magnésium.

PROPRIÉTÉS

La carotte contribue au maintien de l'équilibre de l'organisme.
Elle protège la peau et les muqueuses, améliore l'acuité visuelle, surtout la vision nocturne.
Elle a une action favorable sur le taux du « mauvais » cholestérol.
Elle possède des vertus antioxydantes qui combattent les radicaux libres.
Elle aurait aussi la capacité de protéger contre les maladies cardio-vasculaires, et est aussi classée parmi les aliments capables de prévenir la formation de certains cancers.

UTILISATION

Disponible toute l'année, la carotte est une racine qui se conserve relativement bien et assez longtemps dans le bac à légumes du réfrigérateur.

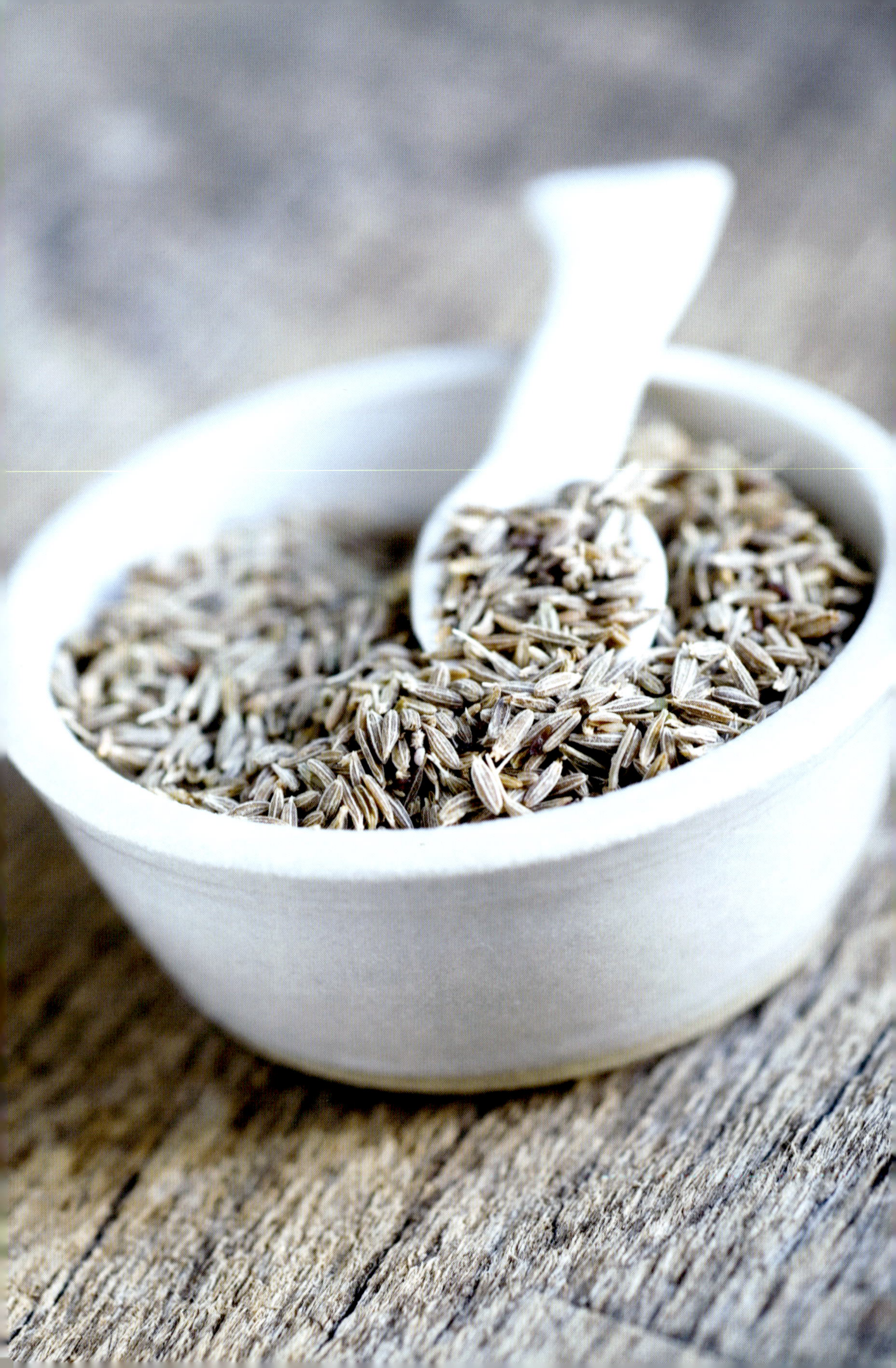

CARVI

L' INDIGESTION « DANS LES CHOUX ».

PRINCIPE ACTIF

L'huile essentielle de carvi contient de la carvone et du limonène.

PROPRIÉTÉS

Stimulant, antispasmodique et surtout carminatif, le carvi soigne l'inappétence, les spasmes gastriques (il favorise notamment la digestion chez les gens nerveux), l'aérophagie, le météorisme et les parasites intestinaux. Il soulage les infections respiratoires.

UTILISATION

Les feuilles fraîches, hachées, servent à aromatiser les plats ; les graines sont encore plus aromatiques. On peut également consommer les feuilles en infusion (une pincée par tasse après le repas).

Pas de contre-indication.

POUR LA PETITE HISTOIRE...

Le carvi n'a pas son pareil pour atténuer certains effets odorants et sonores liés à la consommation de certains aliments, notamment les choux. Il est donc recommandé d'ajouter quelques graines de carvi directement aux mets, ou alors d'en mastiquer quelques-unes à la fin du repas ou d'en faire une infusion.

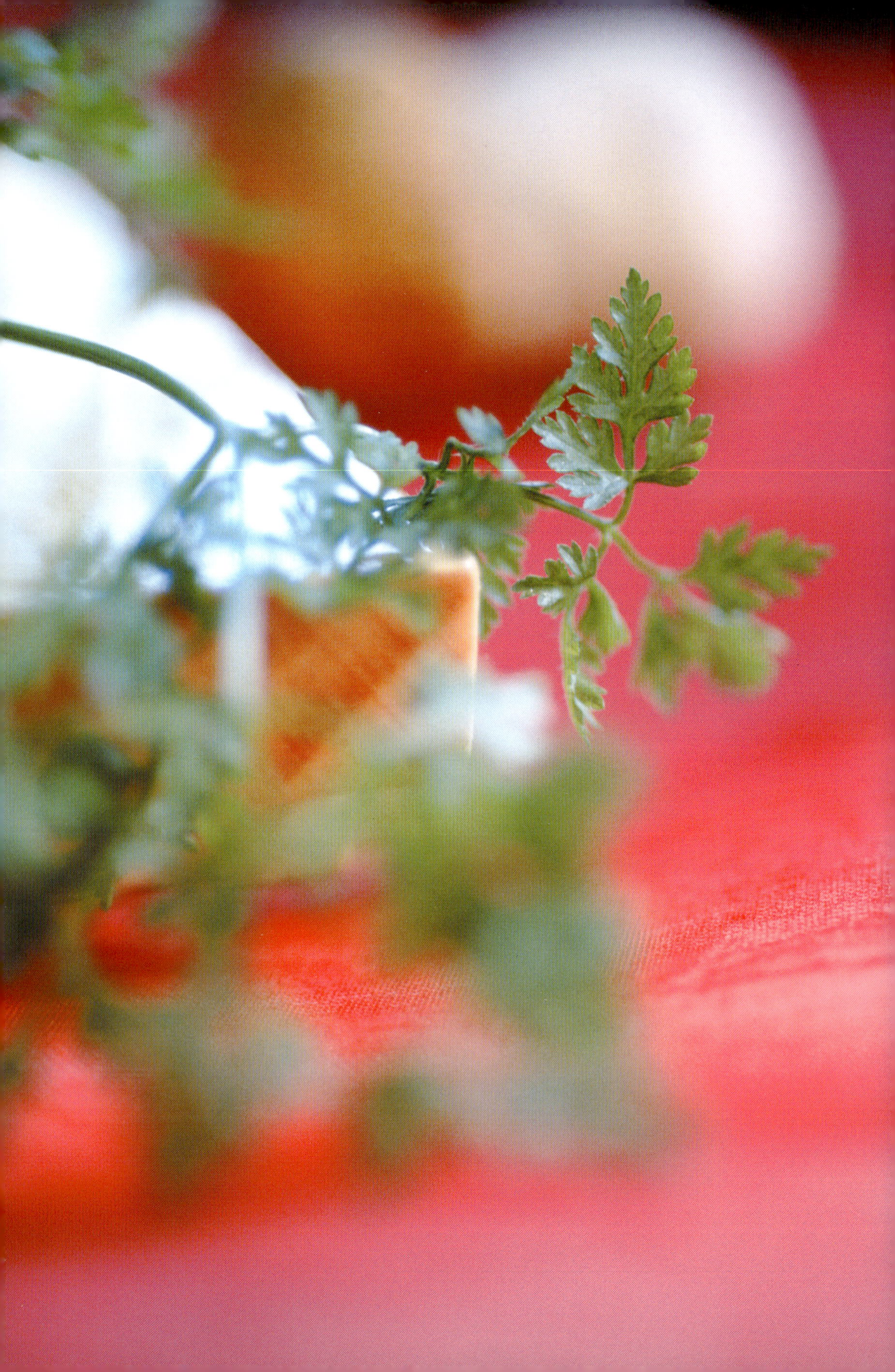

CERFEUIL

L' HERBE À PURIFIER LE SANG.

PRINCIPE ACTIF

Le cerfeuil est riche en vitamine C, en fer et en magnésium ; c'est aussi une bonne source de carotène.

PROPRIÉTÉS

La plante est réputée pour ses qualités dépuratives, c'est-à-dire qu'elle purifie le sang. Elle facilite également la digestion et peut être utilisée contre les piqûres d'insecte (en frottant ses feuilles fraîches contre la peau) et les hémorroïdes. Elle a des vertus diurétiques, c'est aussi un bon stimulant et un expectorant.

UTILISATION

Son feuillage peut agrémenter les recettes de tous les jours. On l'utilise aussi en infusion, pour éclaircir le teint : 2 c. à soupe pour 250 ml d'eau, filtrer, laisser refroidir et utiliser matin et soir.

PRÉCAUTIONS

Il est conseillé aux femmes qui allaitent d'éviter de consommer du cerfeuil, car la plante stoppe la sécrétion lactée.

POUR LA PETITE HISTOIRE...

Dès le Moyen Âge, on lui a reconnu des vertus médicinales : on l'utilisait par exemple pour lutter contre l'estomac paresseux.

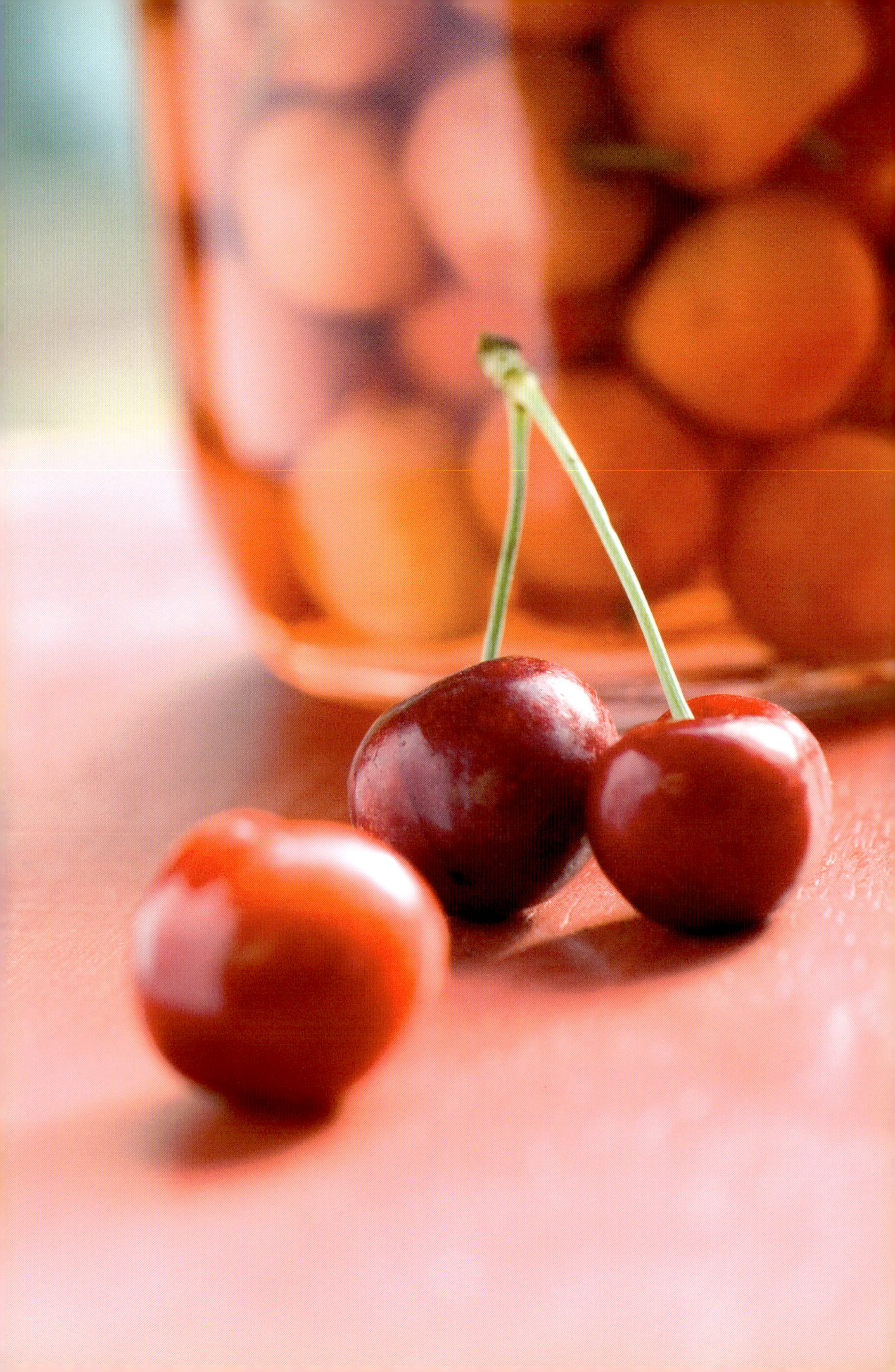

CERISE

ELIMINE L' EAU EN EXCÈS.

PRINCIPE ACTIF

Riche en vitamine C (15 g pour 100 g de produit), la cerise contient aussi des polyphénols (des anthocyanes et des tannins), de la provitamine A, des vitamines B, E, des minéraux et des oligoéléments comme le potassium, le calcium, le magnésium et le sodium. Elle est parmi les fruits assez caloriques (68 kcal pour 100 g).

PROPRIÉTÉS

Diurétique, la cerise aide à éliminer l'eau en excès.
Elle lutte contre l'action des radicaux libres présents dans l'organisme.
Elle permet d'aider dans la prévention des maladies dégénératives.

UTILISATION

Normalement vendues en vrac ou en barquettes, les cerises doivent être charnues, bien colorées et brillantes, leurs pédoncules doivent être verts. Si les cerises présentent des blessures, elles se dégradent plus facilement. Elles se consomment très rapidement après l'achat (de préférence le jour même !). Elles se gardent 2 à 4 jours dans le bac à légume du réfrigérateur et peuvent être congelées, de préférence après avoir été dénoyautées.

Pas de contre-indication.

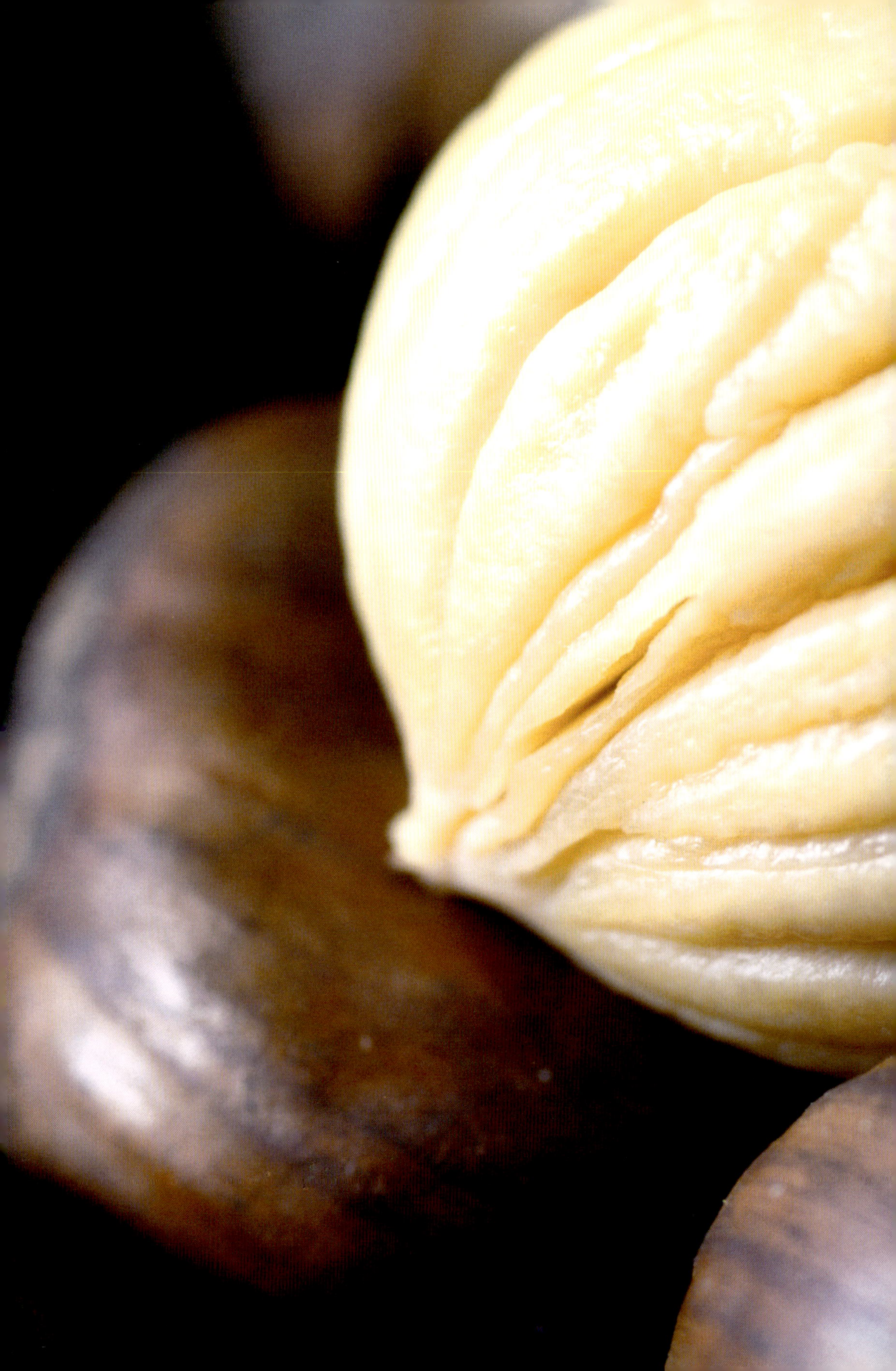

CHÂTAIGNE

UN ALLIÉ CONTRE LE STRESS.

PRINCIPE ACTIF

Très riche en fibres et en glucides (principalement de l'amidon et 1/3 de saccharose), la châtaigne possède des protéines – y compris la lysine, absente dans les céréales – des acides gras mono-insaturés et des acides gras polyinsaturés. Elle contient aussi des minéraux et des oligoéléments comme une bonne quantité de potassium et de magnésium, mais aussi du calcium, du fer, du manganèse, du cuivre et du sélénium, ainsi que des vitamines du groupe B et C.

PROPRIÉTÉS

Elle est très énergétique et recommandée aux convalescents, aux enfants et aux personnes âgées.
Très minéralisante, la châtaigne est un allié contre le stress et la fatigue.
Riche en fibres, elle favorise le transit intestinal.
Sans gluten, la châtaigne convient aux personnes cœliaques.

PRÉCAUTIONS

Étant assez riche en calories (environ 160 kcal), elle ne convient pas en grandes quantités aux personnes suivant un régime d'amincissement. Pour qu'elle soit digeste, il faut qu'elle soit bien cuite.

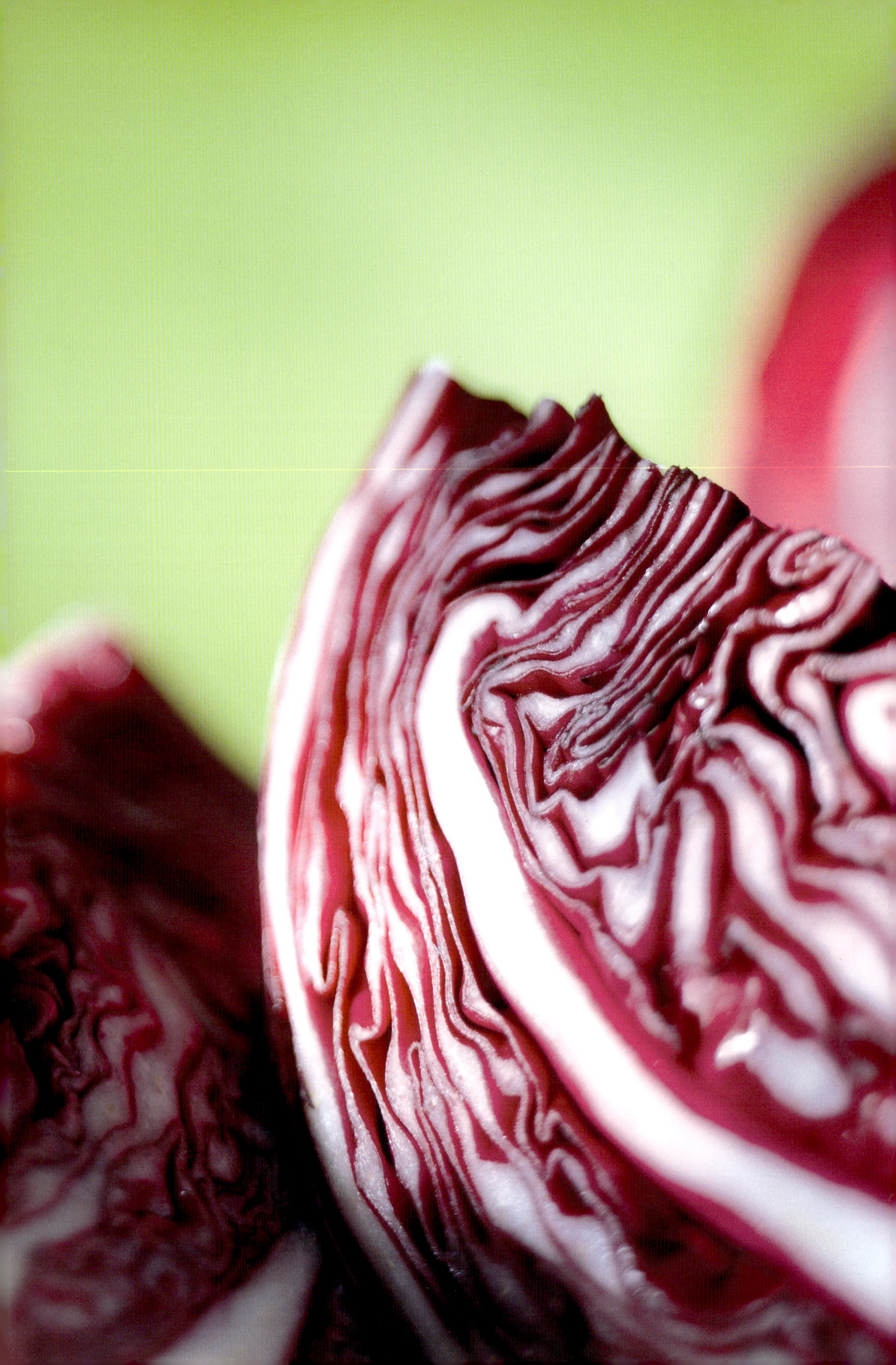

CHOUX

STIMULENT LES FONCTIONS INTESTINALES.

PRINCIPE ACTIF

Peu caloriques, les choux sont riches en vitamines A, B, C et K, en fibres, en flavonoïdes, en minéraux et oligoéléments comme le fer, le soufre, le potassium, le calcium, le manganèse, le magnésium.

PROPRIÉTÉS

Les choux stimulent et facilitent les fonctions intestinales.
Son jus soulage les brûlures d'estomac.
Il possède une action sur les voies respiratoires.
Il est réputé pour calmer les esprits angoissés.
Il serait parmi les aliments efficaces pour la prévention du cancer, en particulier de l'appareil respiratoire et digestif.
Il aide à préserver une bonne activité cérébrale et la mémoire.
Enfin, il convient dans les régimes amincissants.

UTILISATION

Choisissez les choux lourds, d'une certaine densité, avec des feuilles bien fermées et de couleur brillante. Ils se conservent environ une semaine dans le bac à légumes du réfrigérateur. Le chou-fleur doit être bien blanc, sans la présence de taches brunes qui indiqueraient qu'il n'est plus frais.

PRÉCAUTIONS

Les choux cuits sont parfois indigestes. On essaie de les rendre plus digestes en ajoutant un bout de mie de pain dans l'eau de cuisson, de l'anis vert, du cumin ou un peu de bicarbonate de soude.
Les personnes prenant des médicaments anticoagulants ne doivent pas le consommer en quantités trop importantes, à cause de la présence de la vitamine K qui favorise la coagulation sanguine.

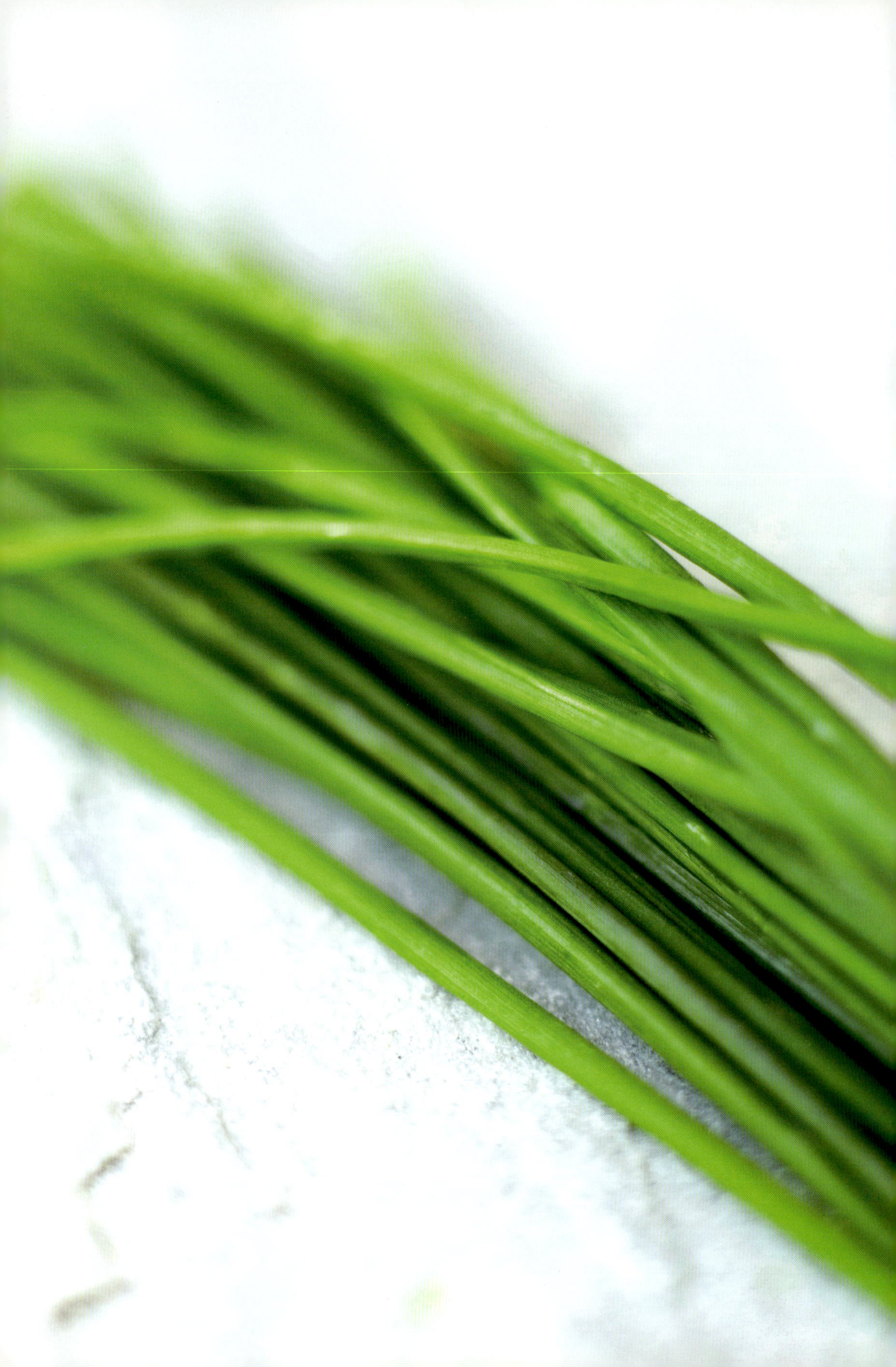

CIBOULETTE

HERBE IMPÉRIALE.

PRINCIPE ACTIF

La ciboulette est une bonne source de vitamine K.

PROPRIÉTÉS

Les antioxydants, contenus dans toutes les fines herbes, réduisent les dommages causés par les radicaux libres. A ce titre, ils aident à lutter contre le processus de vieillissement et les maladies qui lui sont liées. Selon une étude épidémiologique, les fines herbes de la famille des alliacées seraient particulièrement intéressantes pour prévenir certains cancers, celui de l'estomac et de l'œsophage. On leur attribue aussi des propriétés antibactériennes et antifongiques.

UTILISATION

Utiliser des herbes fraîches (de préférence) ou lyophilisées.

PRÉCAUTIONS

Consulter un nutritionniste en cas de traitement anticoagulant en raison de la présence de vitamine K.

POUR LA PETITE HISTOIRE...

La ciboulette aurait été cultivée en Europe dès le début du Moyen Âge, comme en témoigne un décret de Charlemagne édictant les espèces qui devaient être cultivées dans les jardins impériaux.

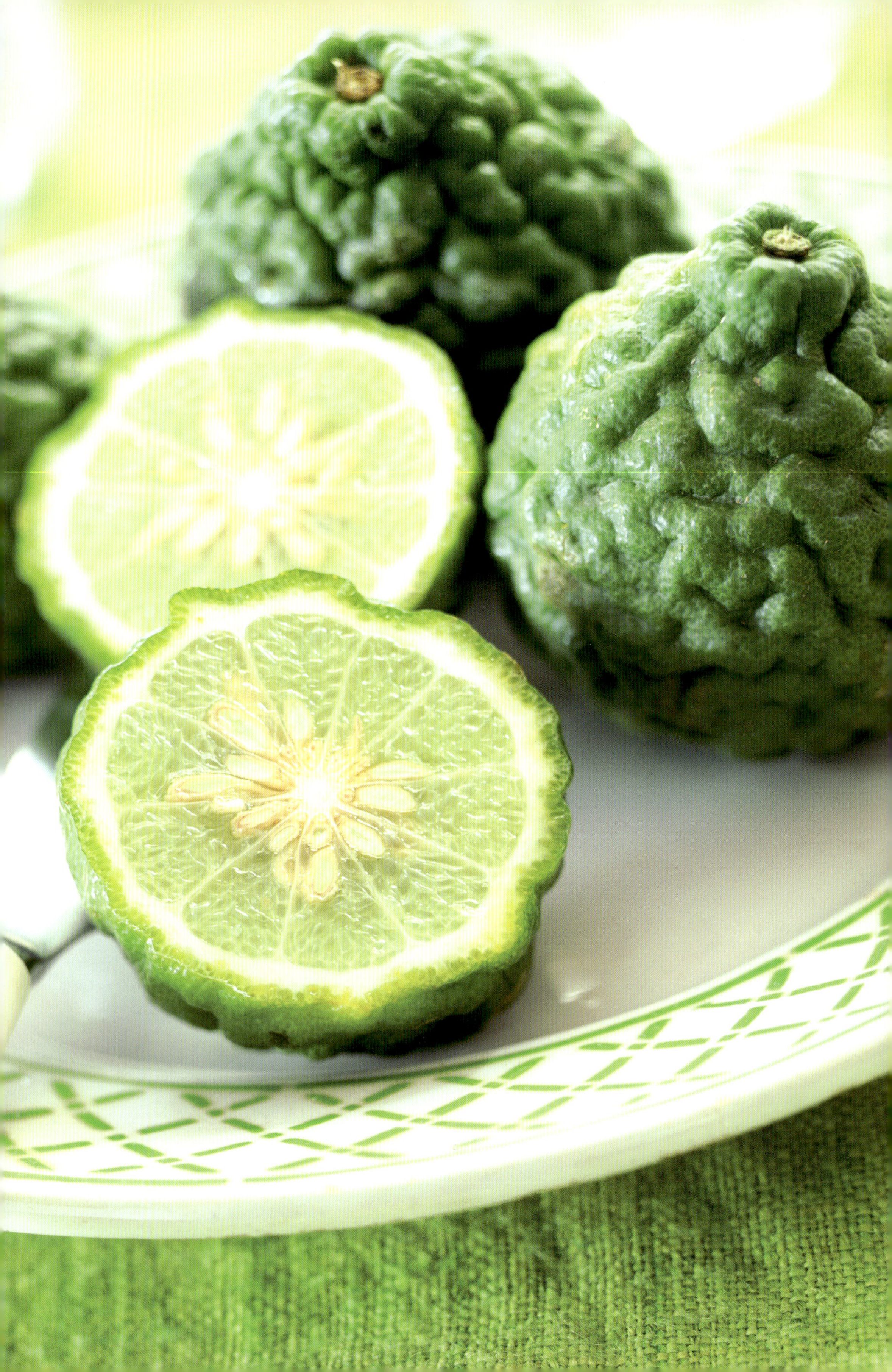

CITRON

RICHE EN VITAMINE C.

PRINCIPE ACTIF

Ce fruit jaune ou vert possède des atouts remarquables. Avant tout, le citron est parmi les fruits qui contiennent la plus grande quantité de vitamine C. Il contient aussi des vitamines B, E, du bêta-carotène, des minéraux et oligoéléments (le calcium, le fer, le magnésium, le phosphore, le potassium), des flavonoïdes, de l'acide citrique, des fibres et de l'huile essentielle dans le zeste du fruit.

PROPRIÉTÉS

Il stimule les défenses immunitaires.
Riche en antioxydants, il combat le vieillissement cellulaire.
Antiviral, le citron combat et prévient les maladies de refroidissement.
Il aide en cas de maux de gorge.
Il permet de fluidifier le sang.
Il aide à combattre le « mauvais » cholestérol.
Il ferait partie des aliments en mesure de combattre le cancer.
Il combat la fièvre et toutes les maladies de refroidissement.

UTILISATION

Choisissez des fruits bien fermes au toucher, sans points mous. Le zeste ne doit pas être trop dur, mais bien jaune et brillant ; c'est en vieillissant que le citron devient plus foncé et plus terne. Évitez les citrons qui présentent des taches vertes, ce qui serait un signe d'acidité plus importante. Ils se conservent une dizaine de jours à température ambiante.

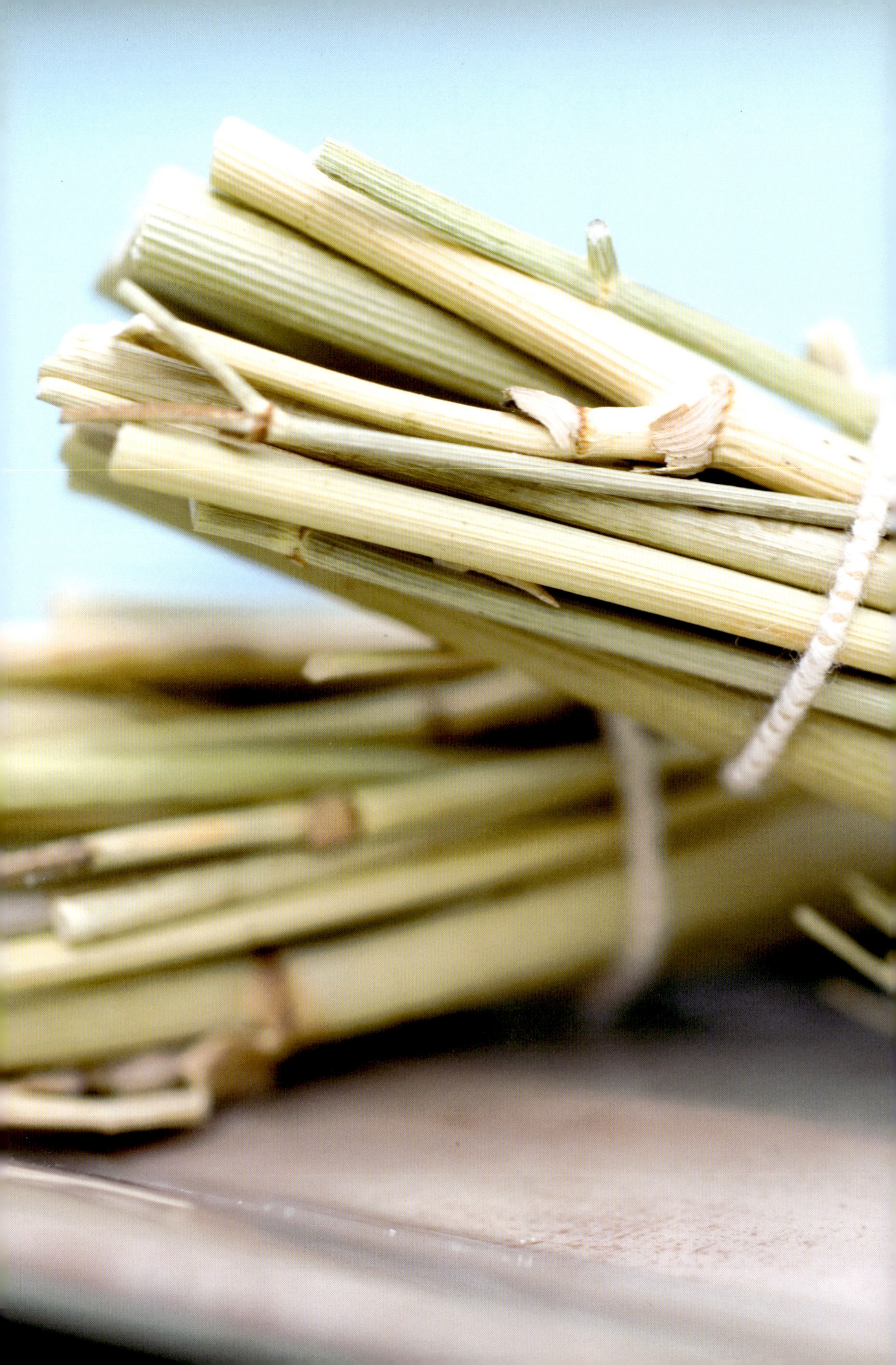

CITRONNELLE

À TOUTES LES SAUCES... ASIATIQUES.

PRINCIPE ACTIF

On en extrait une huile essentielle dont les principaux constituants sont le citral, le géranial, le néral et le limonène.

PROPRIÉTÉS

Elle a des propriétés analgésiques, anti-inflammatoires, antispasmodiques, expectorantes et hypotensives. C'est un stimulant du système digestif. La citronnelle a des propriétés bactéricides ; elle combat les mycoses, en particulier le pied-d'athlète.

UTILISATION

Les tiges fraîches débarrassées de leurs feuilles sont utilisées dans la cuisine asiatique pour aromatiser les currys, les viandes et les potages. Les feuilles fraîches ou séchées servent à préparer des infusions rafraîchissantes et digestives (une poignée de feuilles coupées en petits morceaux dans une tasse d'eau chaude ; filtrer).

Pas de contre-indication.

POUR LA PETITE HISTOIRE...

La citronnelle se marie très bien avec le gingembre, la noix de coco, l'ail, l'échalote et le piment.

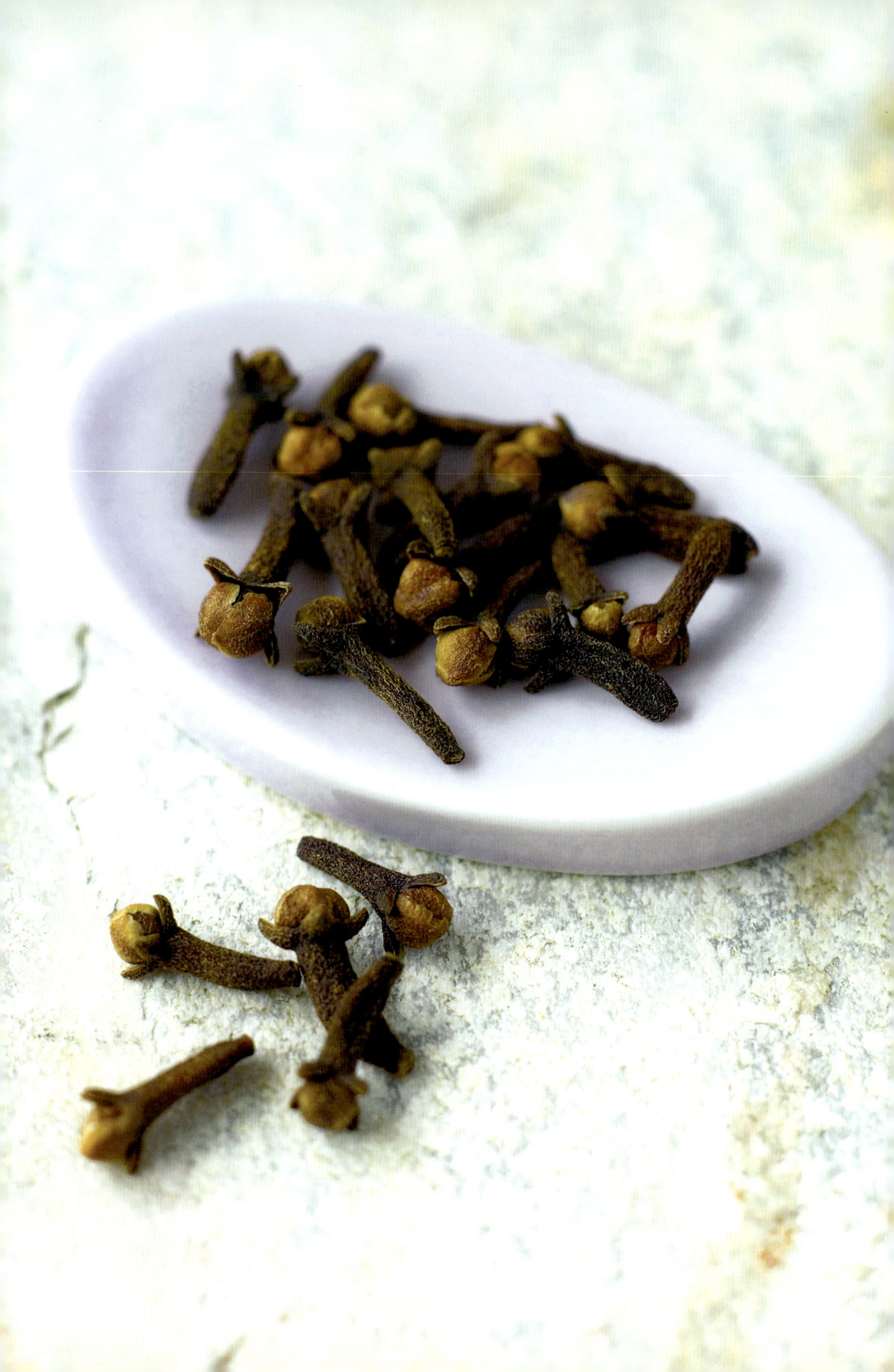

CLOU DE GIROFLE

CLOU DE L' HYGIÈNE DENTAIRE.

PRINCIPE ACTIF

Le clou de girofle renferme une quantité importante d'huile essentielle très riche en eugénol.

PROPRIÉTÉS

L'eugénol confère au clou de girofle des propriétés anti-inflammatoires, antiseptiques et antivirales ; c'est un puissant tonique gastro-intestinal et utérin, ainsi qu'un anesthésiant local. L'eugénol est aussi considéré comme un composant anticancer ; on le dit aphrodisiaque et excellent stimulant de la mémoire.

UTILISATION

Le clou de girofle sert à aromatiser les sauces. On peut aussi le mâcher pour améliorer l'haleine et prévenir les infections dentaires. En aromathérapie, l'huile essentielle de girofle est antibactérienne : la posologie est de 30 à 50 gouttes par jour.

Pas de contre-indication.

POUR LA PETITE HISTOIRE...

La reine Elizabeth II d'Angleterre le portait sur elle, piqué dans une orange pour se prémunir contre la peste.

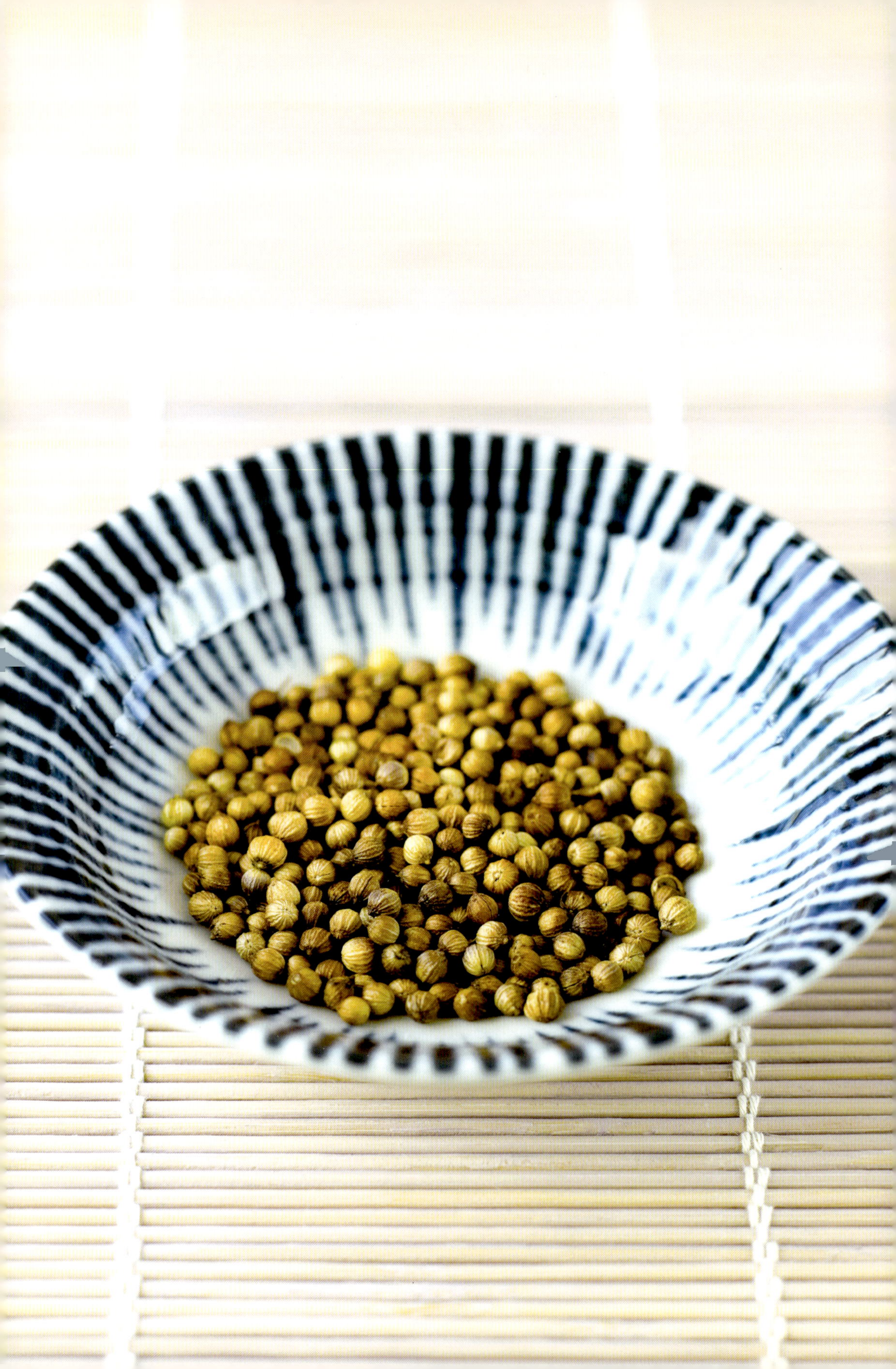

CORIANDRE

PEUT-ÊTRE UNE PISTE CONTRE LE DIABÈTE.

PRINCIPE ACTIF

Les feuilles comme les graines (fruits) renferment des antioxydants. Les feuilles sont une source de vitamine K.

PROPRIÉTÉS

La coriandre est antispasmodique et soulage flatulences et coliques. En outre, les graines de coriandre contiendraient des composés capables de stimuler la sécrétion d'insuline et d'augmenter l'entrée du glucose dans ces cellules ; des chercheurs ont démontré que l'ajout de graines de coriandre à l'alimentation de souris diabétiques menait à une diminution de leur glycémie, mais il faudra le prouver chez l'homme.

UTILISATION

Les feuilles sont un classique des cuisines du Moyen-Orient. En Occident, on leur préfère les graines qui entrent dans la composition de la poudre de curry.

PRÉCAUTION

La présence de vitamine K impose certaines précautions en cas de traitement anticoagulant.

POUR LA PETITE HISTOIRE...

Mmm ! La plante fraîche dégage la même odeur que la punaise mâle.

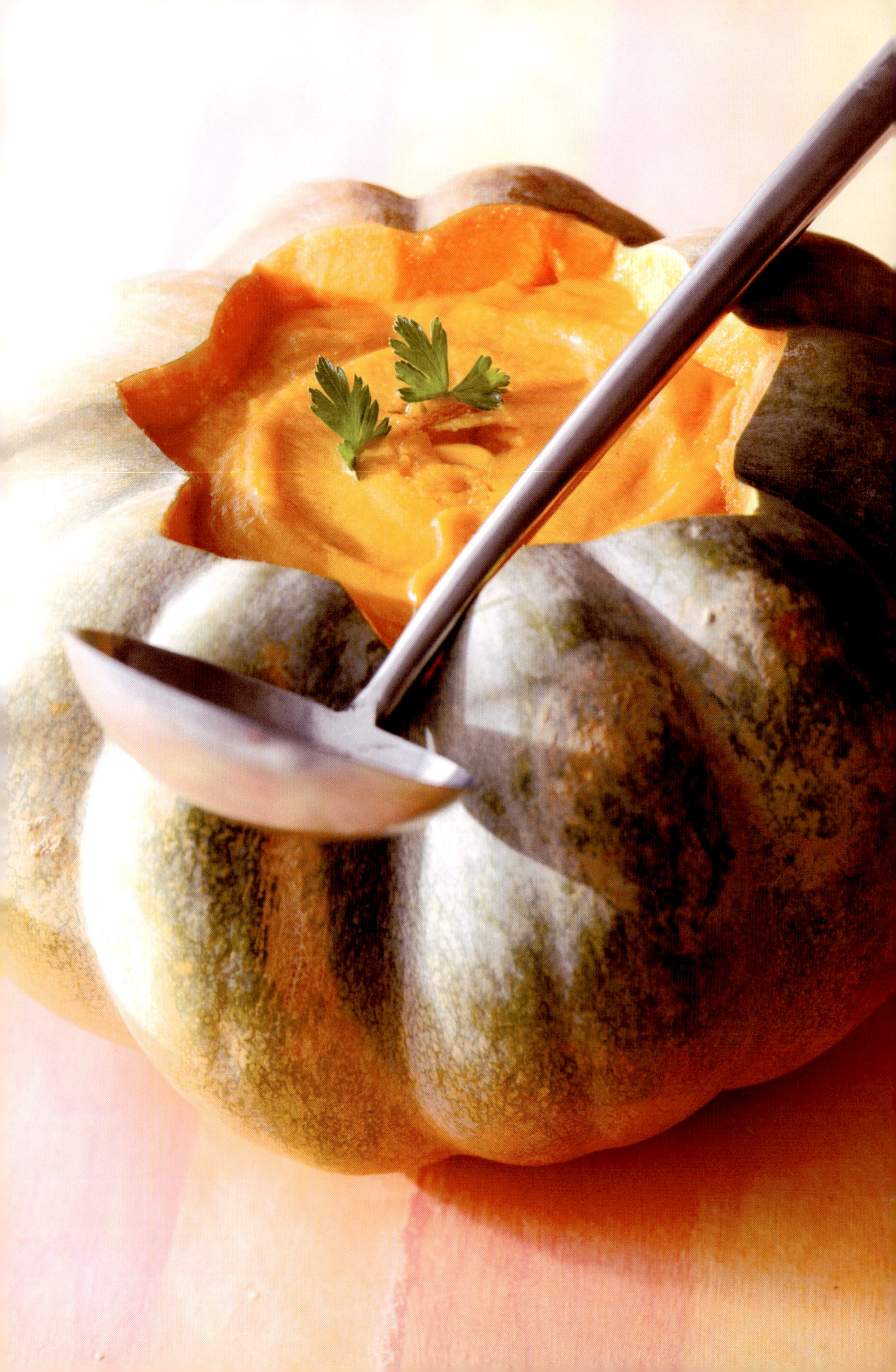

COURGE

COMBAT LE VIEILLISSEMENT CELLULAIRE.

PRINCIPE ACTIF

Riche en provitamine A, la courge contient des vitamines B et C, des fibres, des minéraux et oligoéléments (du fer, du manganèse, du cuivre) et d'autres antioxydants.

PROPRIÉTÉS

La courge aide à prévenir les maladies cardio-vasculaires.
Elle contribue au maintien de la beauté de la peau.
Elle convient dans les régimes amincissants.
Les graines de courge sont utilisées pour combattre les vers.
Les graines et l'huile de pépins de courge aident à prévenir les troubles liés à la prostate.

UTILISATION

À déguster au fil des mois, les courges se présentent sous différentes variétés de la même famille, les cucurbitacées : la courge musquée de Provence, le pâtisson, la courge spaghetti, la sucrine, la courge patidou, la Butternut, la Buttercup…
Entières, elles se conservent toutes plusieurs semaines à température ambiante (jusqu'à environ trois mois) ou plus si elles sont stockées dans une cave. Si elles sont coupées, elles doivent être conservées dans le bac à légumes du réfrigérateur. Une fois cuite, la courge peut être congelée.

Pas de contre-indication.

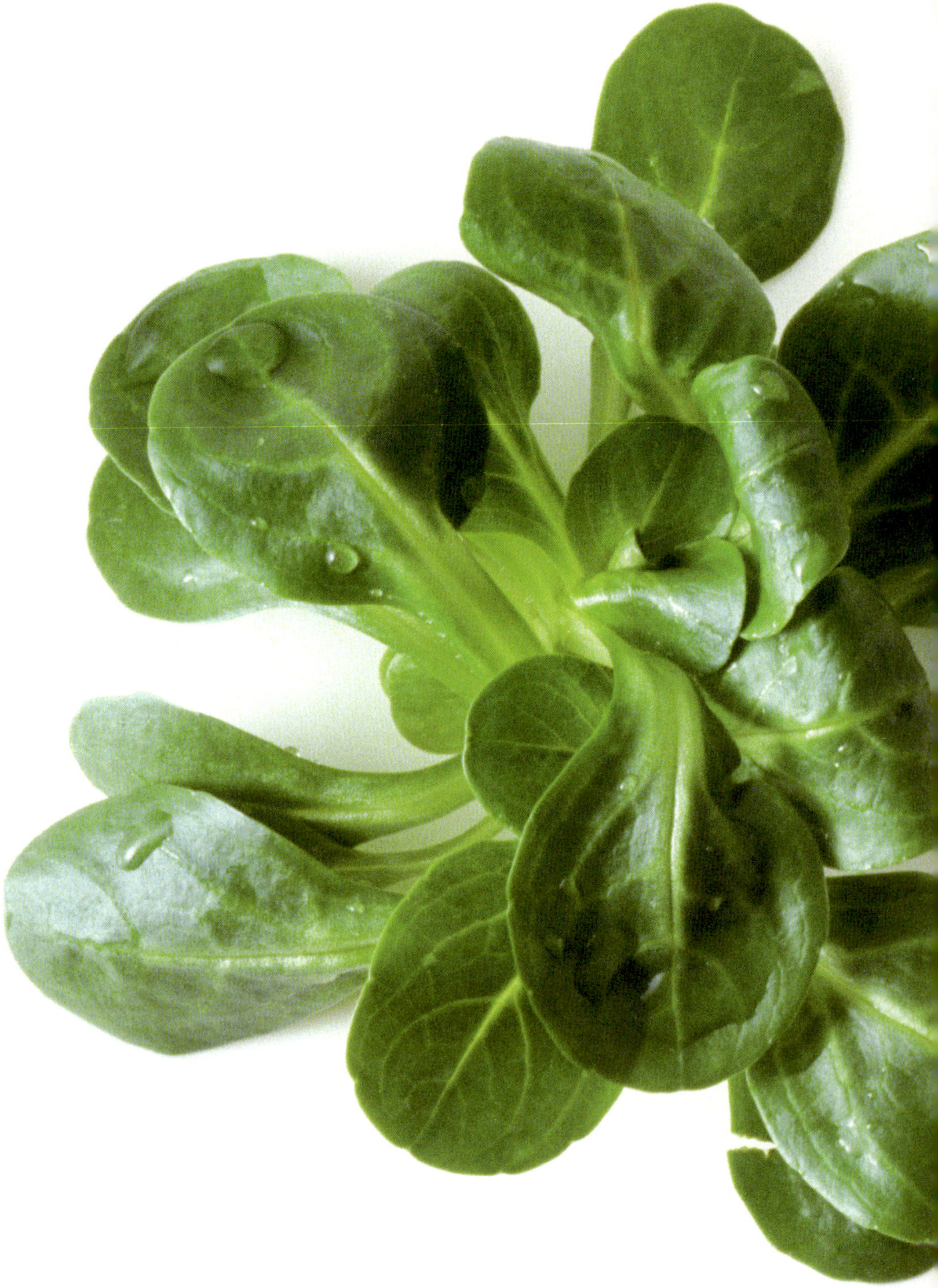

CRESSON

STIMULE LE MÉTABOLISME.

PRINCIPE ACTIF

Parmi les légumes les plus riches en vitamine C, le cresson possède aussi de la provitamine A, des vitamines B, E, des dérivés soufrés et beaucoup de minéraux, comme le fer, le calcium, le potassium, le magnésium, le sodium et le zinc.

PROPRIÉTÉS

Le cresson stimule le métabolisme.
Tonique et fortifiant naturel, il convient surtout aux enfants, aux personnes âgées et aux convalescents.
Il est minéralisant et aide à prévenir l'anémie.
Il possède un pouvoir antioxydant, capable de combattre le vieillissement cellulaire.
Il ferait partie des aliments aidant à prévenir le cancer.

UTILISATION

Au marché, choisissez les bottes aux feuilles luisantes et fermes, sans feuilles jaunes. Consommez-le rapidement, car le cresson ne se conserve que deux à trois jours au réfrigérateur.

PRÉCAUTIONS

Même s'il pousse facilement le long des ruisseaux, il ne faut pas le cueillir ! À l'état sauvage, le cresson peut abriter des parasites, comme la douve du foie, à l'origine des maladies hépato-biliaires.

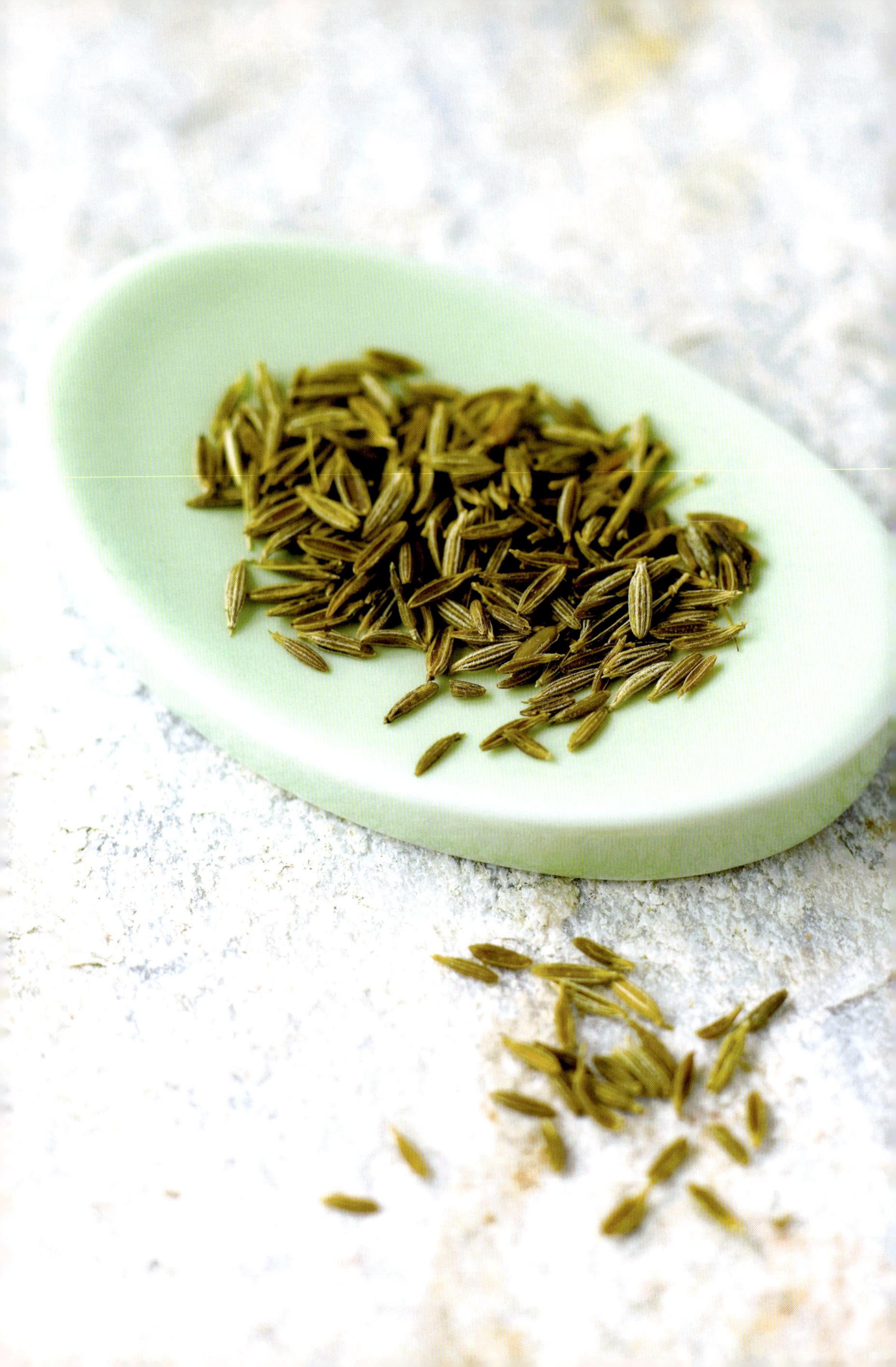

CUMIN

DES VERTUS RECONNUES DEPUIS DES MILLÉNAIRES.

PRINCIPE ACTIF

Une huile essentielle composée d'aldéhyde cuminique et des polysaccharides.

PROPRIÉTÉS

Le cumin est reconnu pour être carminatif, diurétique, digestif, vermifuge et sédatif. On lui attribue d'autres propriétés, notamment contre les cancers de l'estomac et du foie ainsi que pour la protection du système cardio-vasculaire. Mais ces propriétés restent à valider scientifiquement.

UTILISATION

S'utilise en graines ou en poudre : c'est l'une des épices majeures de la cuisine nord-africaine, où on le nomme kamoun. À utiliser en tisane dans le cas de douleurs abdominales ou de digestion difficile : prendre d'une demi à une c. à soupe de cumin moulu avec un peu d'eau. Le goût est spécial mais l'effet est quasi immédiat.

Pas de contre-indication connue.

POUR LA PETITE HISTOIRE...

Les Arabes attribuent une valeur aphrodisiaque à une pâte liquide formée de graines broyées de cumin, accompagnées de poivre et de miel.

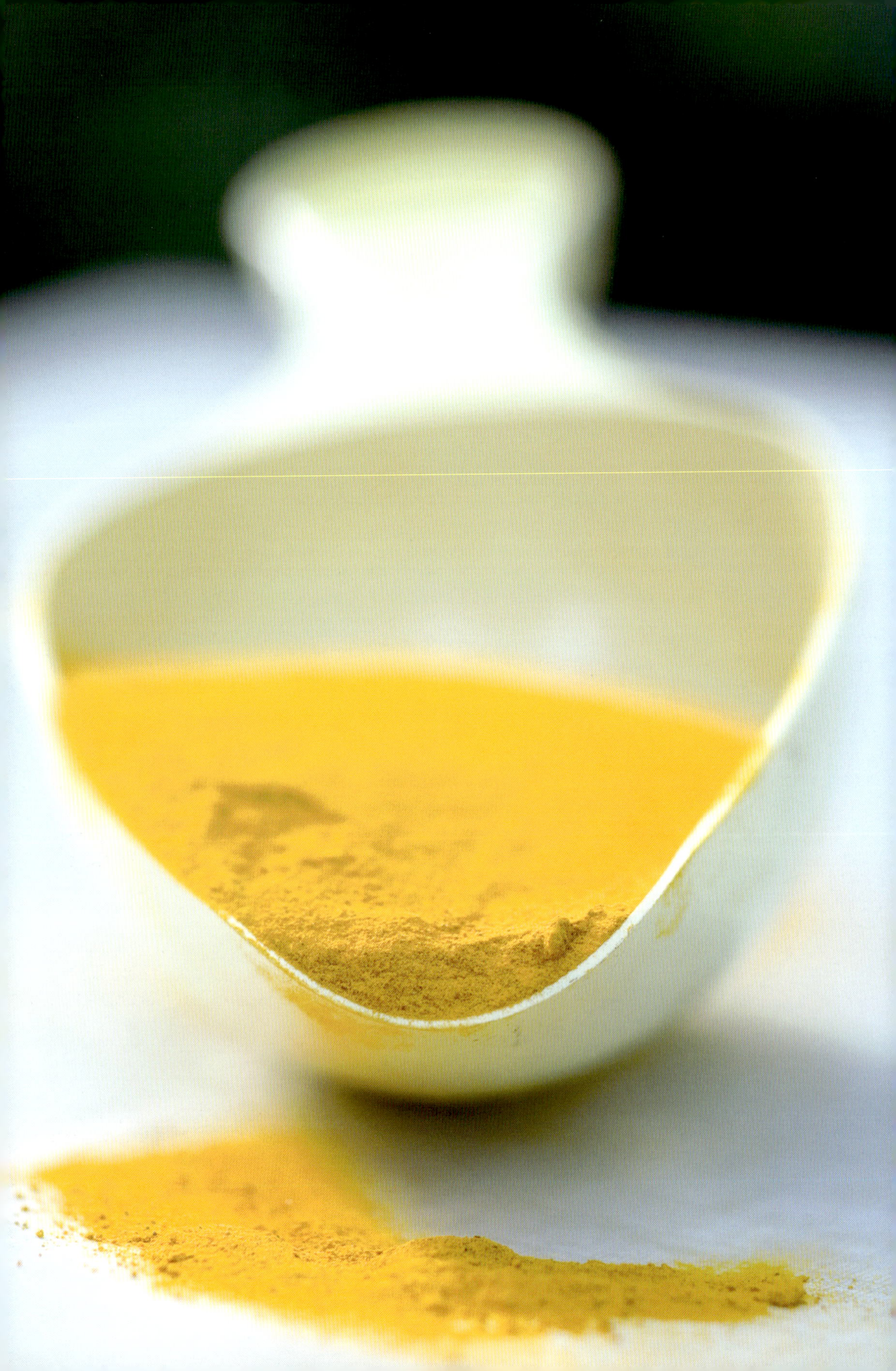

CURCUMA

DES VERTUS RECONNUES PAR L' OMS.

PRINCIPE ACTIF

La plante est riche en pigments phénoliques, les curcuminoïdes (représentés à 90 % par la curcumine) qui sont des antioxydants très puissants.

PROPRIÉTÉS

L'Organisation mondiale de la santé (OMS) reconnaît l'efficacité du curcuma pour traiter certains troubles digestifs, comme les maux d'estomac, la perte d'appétit ou la sensation de surcharge. La présence de curcumine pourrait expliquer un certain nombre de vertus thérapeutiques, notamment ses propriétés anti-inflammatoires (soulagement des douleurs rhumatismales et arthritiques, et traitement d'affections cutanées ou ophtalmologiques d'origine inflammatoire). L'effet antioxydant de la curcumine laisse par ailleurs entrevoir un effet protecteur contre les maladies reliées au stress oxydatif, telles que les maladies cardio-vasculaires et la maladie d'Alzheimer. Le curcuma aurait enfin un rôle protecteur contre certains cancers : ainsi, des données épidémiologiques indiquent que la prévalence du cancer du côlon est beaucoup moins élevée dans les pays forts consommateurs de cette épice.

UTILISATION

Il se présente sous forme de poudre. C'est l'ingrédient de base pour la composition du curry. Existe en gélules : prendre de trois à six par jour.

PRÉCAUTIONS

Demander l'avis du médecin en cas d'ulcère gastrique ou de calculs biliaires avant de prendre du curcuma en gélules. À forte consommation, le curcuma pourrait avoir un effet anticoagulant.

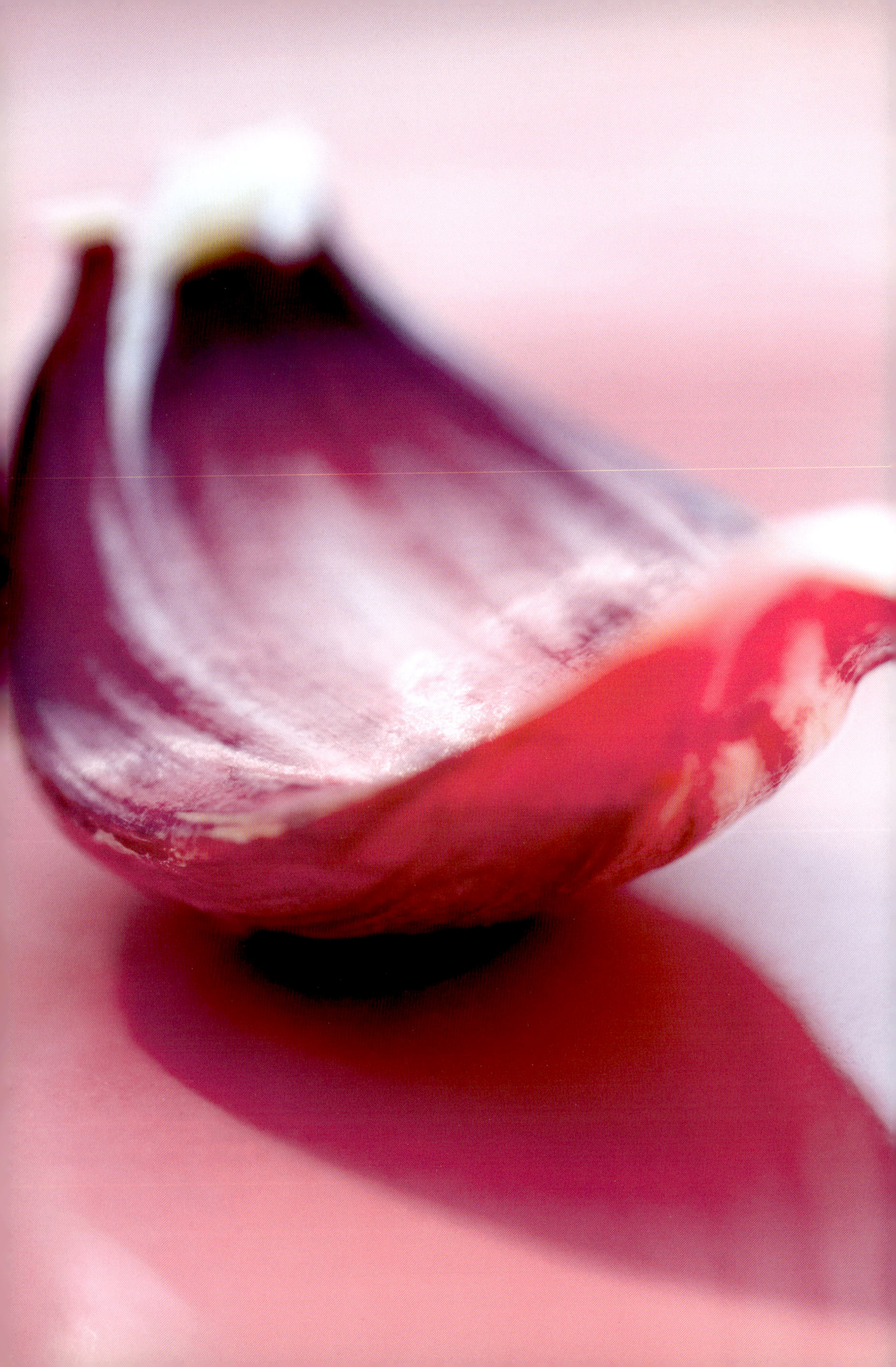

ÉCHALOTE

DES ANTIOXYDANTS DANS LE BULBE.

PRINCIPE ACTIF

La forte activité antioxydante de l'échalote serait attribuable aux flavonoïdes et au bêta-carotène. C'est aussi une très bonne source de vitamines et d'oligoéléments.

PROPRIÉTÉS

Les antioxydants protègent l'organisme contre les radicaux libres, molécules impliquées dans les maladies cardio-vasculaires, certains cancers et autres maladies liées au vieillissement. L'échalote contiendrait par ailleurs des composés sulfurés qui auraient un effet protecteur, principalement dans les cancers digestifs. L'échalote est aussi reconnue pour son effet antimicrobien et antifongique.

UTILISATION

Les bulbes s'utilisent crus ou cuits, ou sous forme d'extraits secs.

Pas de contre-indication.

POUR LA PETITE HISTOIRE…

Il y a échalotes et échalotes : jusqu'en 1990, seules les échalotes dites de tradition avaient le droit d'être commercialisées sous le nom d'échalotes. Depuis, les semences peuvent légitimement porter ce nom.

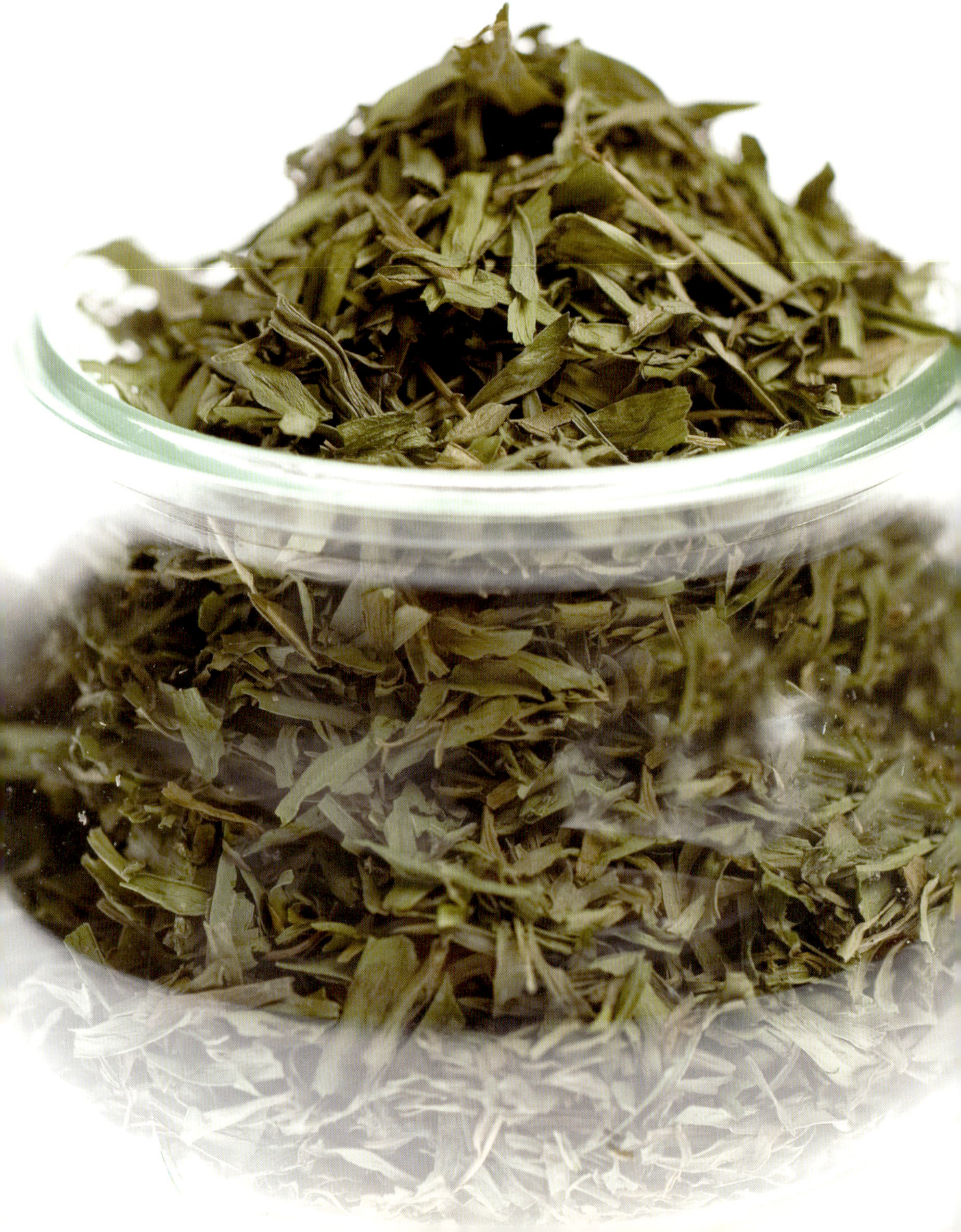

ESTRAGON

UN EFFET ANXIOLYTIQUE.

PRINCIPE ACTIF

Outre les antioxydants, les chercheurs ont découvert, dans des extraits d'estragon, la présence de benzodiazépines qui ont une action sur le système nerveux central.

PROPRIÉTÉS

Certains antioxydants, comme les flavones, contenus dans l'estragon pourraient agir comme antiallergènes. La présence de benzodiazépines suggère aussi que l'estragon pourrait avoir un effet anxiolytique ; mais en l'absence de preuves scientifiques, pas question d'imaginer remplacer les benzodiazépines de synthèse, même partiellement, par l'estragon.

UTILISATION

En accompagnement, utiliser frais ou déshydraté.

PRÉCAUTION

La présence de vitamine K nécessite l'avis du médecin ou du pharmacien en cas de traitement anticoagulant.

POUR LA PETITE HISTOIRE...

Le nom de dragone, ou herbe du dragon, lui vient très vraisemblablement de la forme de ses racines similaires à un serpent. Heureux hasard : les Grecs et les Romains le préconisaient pour soigner les morsures de serpent.

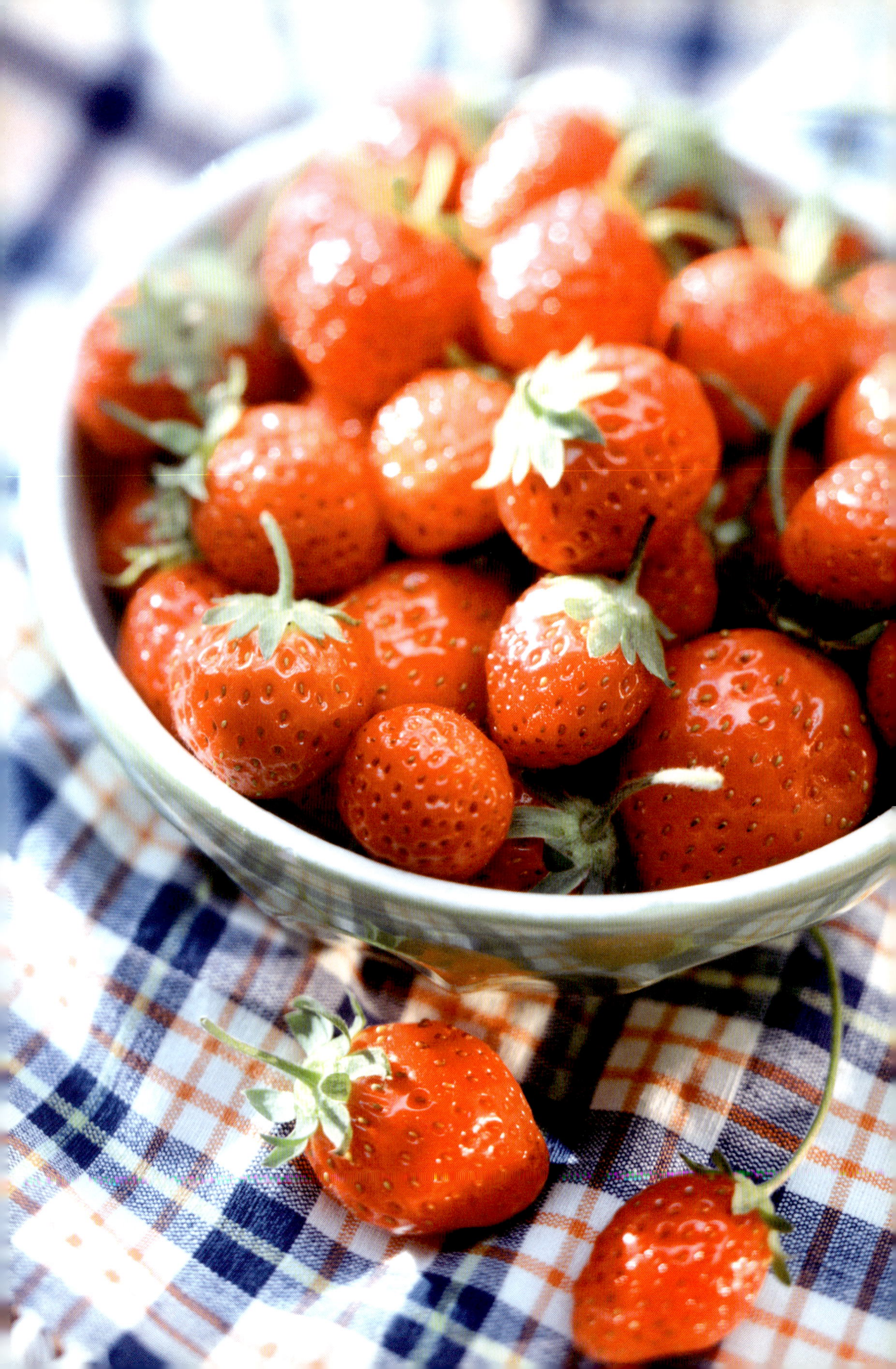

FRAISE

L' AMIE DE LA PEAU.

PRINCIPE ACTIF

La fraise est riche en vitamines, dont la plus intéressante est la vitamine C. Elle contient aussi des fibres, de la vitamine B, de la provitamine A, des minéraux et des oligoéléments, comme le potassium, le calcium, le magnésium, le fer, le fluor, le cobalt.

PROPRIÉTÉS

La fraise est une amie de la peau.
Elle aide à combattre les infections virales et bactériennes.
Elle protège les parois des vaisseaux sanguins.
Bon dépuratif, elle possède des qualités diurétiques.
Elle stimule les défenses immunitaires.

UTILISATION

Achetez des fraises bien mûres, fermes, brillantes, rouges avec un pédoncule vert vif. Elles doivent se consommer rapidement car elles ne se conservent que 2 jours dans le bac à légumes du réfrigérateur. Les fraises de gros calibre sont souvent gorgées d'eau et n'ont pas beaucoup de goût.

PRÉCAUTION

La fraise provoque fréquemment des allergies chez certains sujets sensibles.

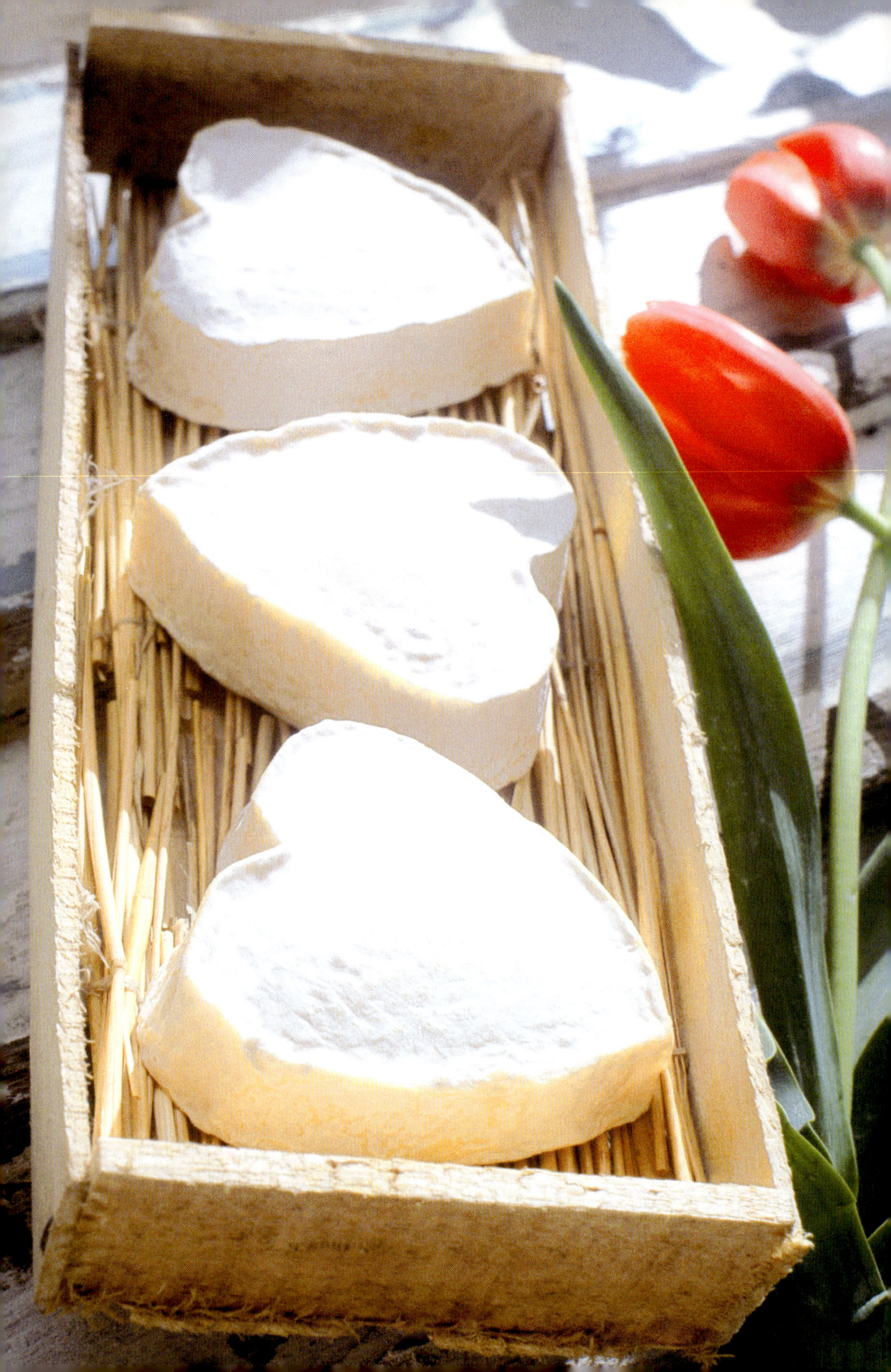

FROMAGE

UNE SOURCE DE PROTÉINES.

PRINCIPE ACTIF

Le fromage contient des protéines, des vitamines A, D, B et des minéraux, comme le calcium (surtout le parmesan, le gruyère et le comté), le sodium, le potassium et le phosphore. Malheureusement, les fromages sont riches en lipides (la quantité varie selon les produits).

PROPRIÉTÉS

Le fromage est une bonne source de protéines.

UTILISATION

Les fromages se conservent au réfrigérateur, protégés par leur emballage d'origine. Leur qualité dépend essentiellement du lait utilisé et du processus de production. Dans le commerce, vous en trouverez : à pâte molle, à croûte fleurie, à pâte pressée cuite et à pâte persillée.

PRÉCAUTION

Compte tenu des graisses, le fromage ne convient pas en cas de problème de poids. Dans tous les cas de figure, la consommation de fromage doit rester modérée. À l'heure actuelle en France, les fromages sont consommés en général de façon excessive. Réduisez les quantités pour en privilégier la qualité !

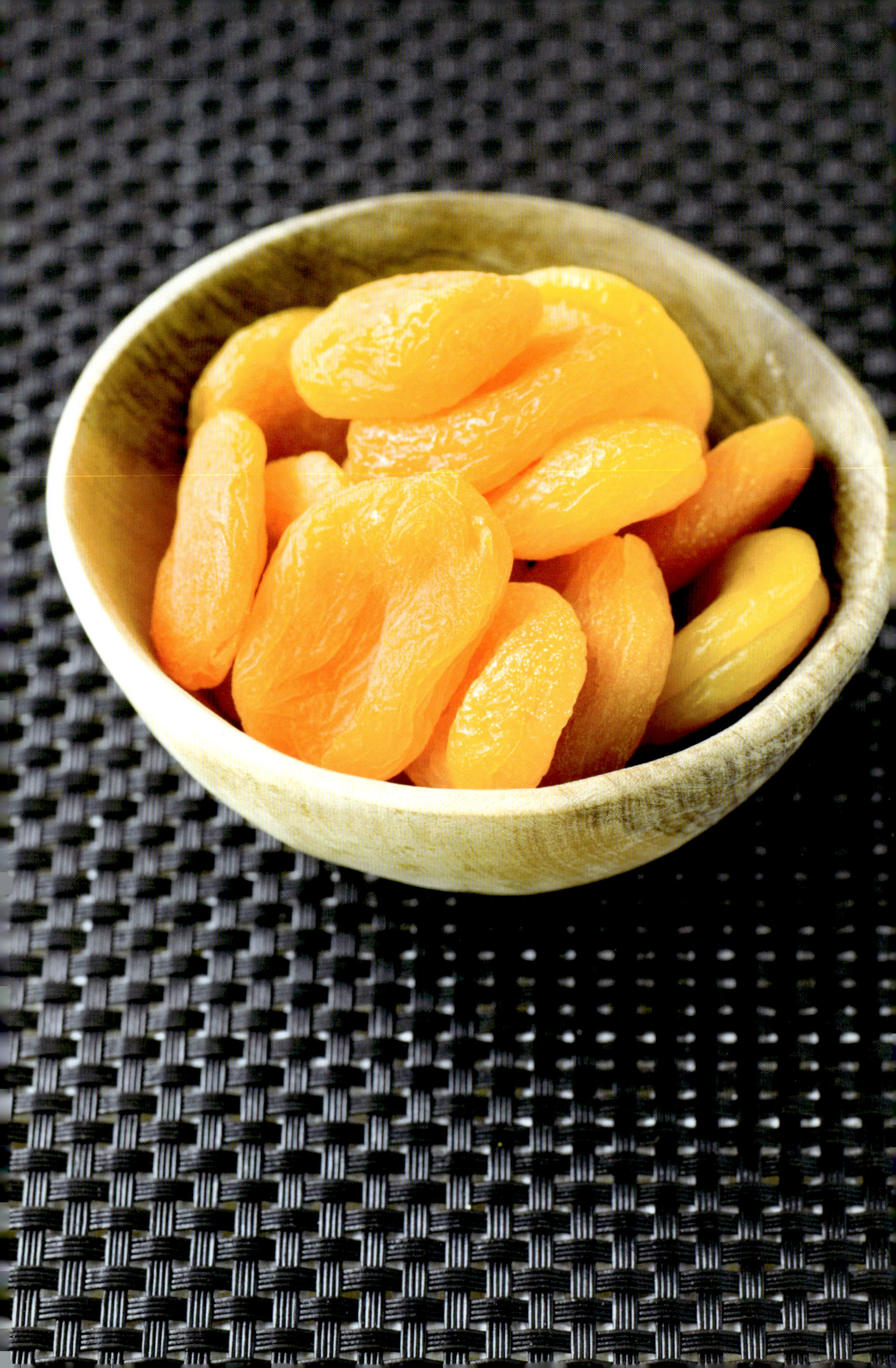

FRUITS SECS MOELLEUX

UNE FORMIDABLE SOURCE D'ÉNERGIE.

PRINCIPE ACTIF

Un fruit fraîchement cueilli contient environ 80 % d'eau. Une fois séché, il devient alors une véritable mine de minéraux et d'oligoéléments précieux, parmi lesquels le phosphore, le calcium, le fer et le potassium en grande quantité. Mais aussi de vitamines, de sucres et de fibres.
En ce qui concerne les vitamines, seule la vitamine C (trop fragile) disparaît pendant le séchage, exception faite pour la banane séchée, tandis qu'il reste, en quantité considérable, les vitamines A et B.

PROPRIÉTÉS

L'utilisation régulière de fruits secs moelleux permet de réduire la consommation de sucre raffiné.
Ils constituent une source d'énergie immédiate, sous forme de saccharose, de fructose ou de glucose, utile en cas de fatigue.
Ils favorisent le transit intestinal.

UTILISATION

Les fruits secs se conservent longtemps dans un bocal hermétiquement fermé à l'abri de la chaleur et de la lumière.
Privilégiez l'achat de fruits biologiques, pour être certain que la procédure de séchage employée est naturelle et non pas chimique, afin de maintenir toutes leurs valeurs nutritives.

PRÉCAUTIONS

Assez caloriques, ils se consomment en quantités modérées.

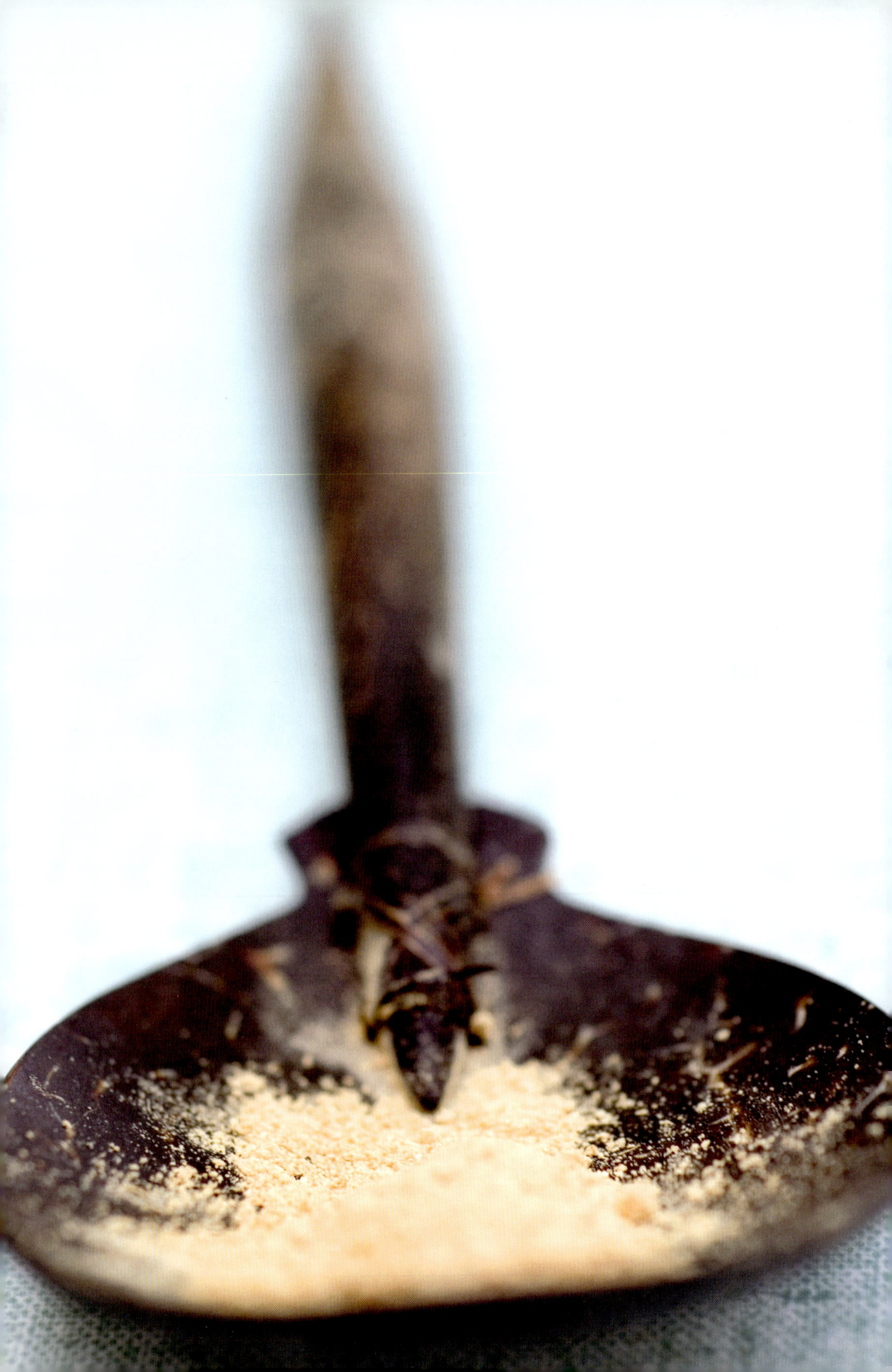

GINGEMBRE

UN CONCENTRÉ D'ANTIOXYDANTS.

PRINCIPE ACTIF

Le gingembre contient une quarantaine d'antioxydants, dont certains résistent à la chaleur, augmentant ainsi le pouvoir antioxydant du gingembre cuit.

PROPRIÉTÉS

Il agit contre les maux d'estomac, la diarrhée et les nausées. Selon la médecine chinoise, pris dès les premiers symptômes d'une grippe, il permettrait d'éviter les infections du système respiratoire. Deux études indiquent que le gingembre pourrait soulager la douleur associée à l'arthrite rhumatoïde. Sa richesse en antioxydants lui confère un potentiel anticancer démontré *in vitro*, mais à confirmer chez l'humain.

UTILISATION

S'utilise râpé ou haché frais dans les plats sautés ; confit ou cristallisé dans les desserts ; séché et moulu dans les pains et pâtisseries.

PRÉCAUTION

Il potentialiserait l'effet des anticoagulants.

POUR LA PETITE HISTOIRE...

À l'origine, le pain d'épices contenait toujours du gingembre pour masquer la saveur de la farine, toujours rance à l'époque.

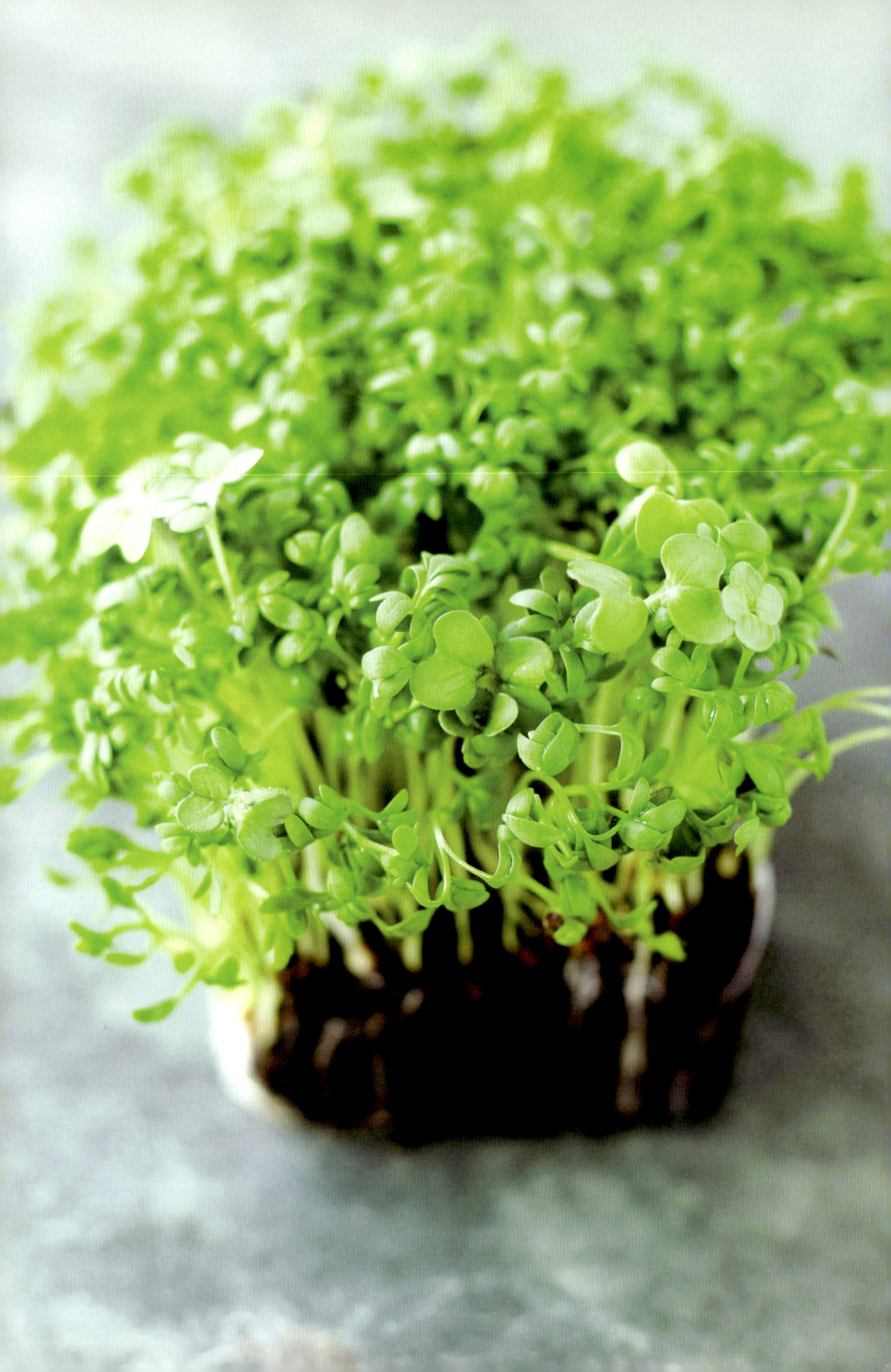

GRAINES GERMÉES

FAITES LE PLEIN DE NUTRIMENTS !

PRINCIPE ACTIF

Pendant la germination, le nombre de vitamines (A, B, C, E) et de minéraux (calcium, fer, magnésium, potassium, zinc, phosphore…) contenus dans chaque graine augmente considérablement. Par exemple, les vitamines augmentent de 50 à 100 %. Les protéines et d'autres éléments nutritifs sont réduits pour être mieux assimilés par l'organisme. La chlorophylle, c'est-à-dire le pigment vert présent dans les plantes, se développe aussi considérablement.

PROPRIÉTÉS

Les graines germées sont minéralisantes.
Énergétiques, elles donnent du tonus en cas de fatigue et d'apathie.
Elles purifient l'organisme des toxines accumulées, favorisent une meilleure digestion et combattent l'acidité de l'estomac.
Elles sont admises dans les régimes amincissants.
Elles conviennent à tous les âges, en particulier aux personnes âgées, aux enfants, aux convalescents et aux femmes enceintes.

UTILISATION

Achetez les graines germées prêtes à l'emploi dans les magasins spécialisés ou biologiques, où elles sont garanties sans pesticides et autres produits chimiques.
Vous pouvez facilement faire germer des graines chez vous à l'aide d'un germoir en matière plastique ou en terre cuite. Pour germer, elles ont besoin d'obscurité, d'humidité, d'air et d'un lieu tempéré. Laissez les graines tremper dans l'eau une nuit. Le lendemain, rincez-les. Encore humides, elles resteront encore une journée dans l'obscurité. Répétez l'opération pendant 3 à 5 jours, le temps de germination étant variable selon la graine utilisée. Peu à peu, les pousses commenceront à apparaître, blanches dans un premier temps, puis vertes avec une concentration plus importante de chlorophylle.

Pas de contre-indication.

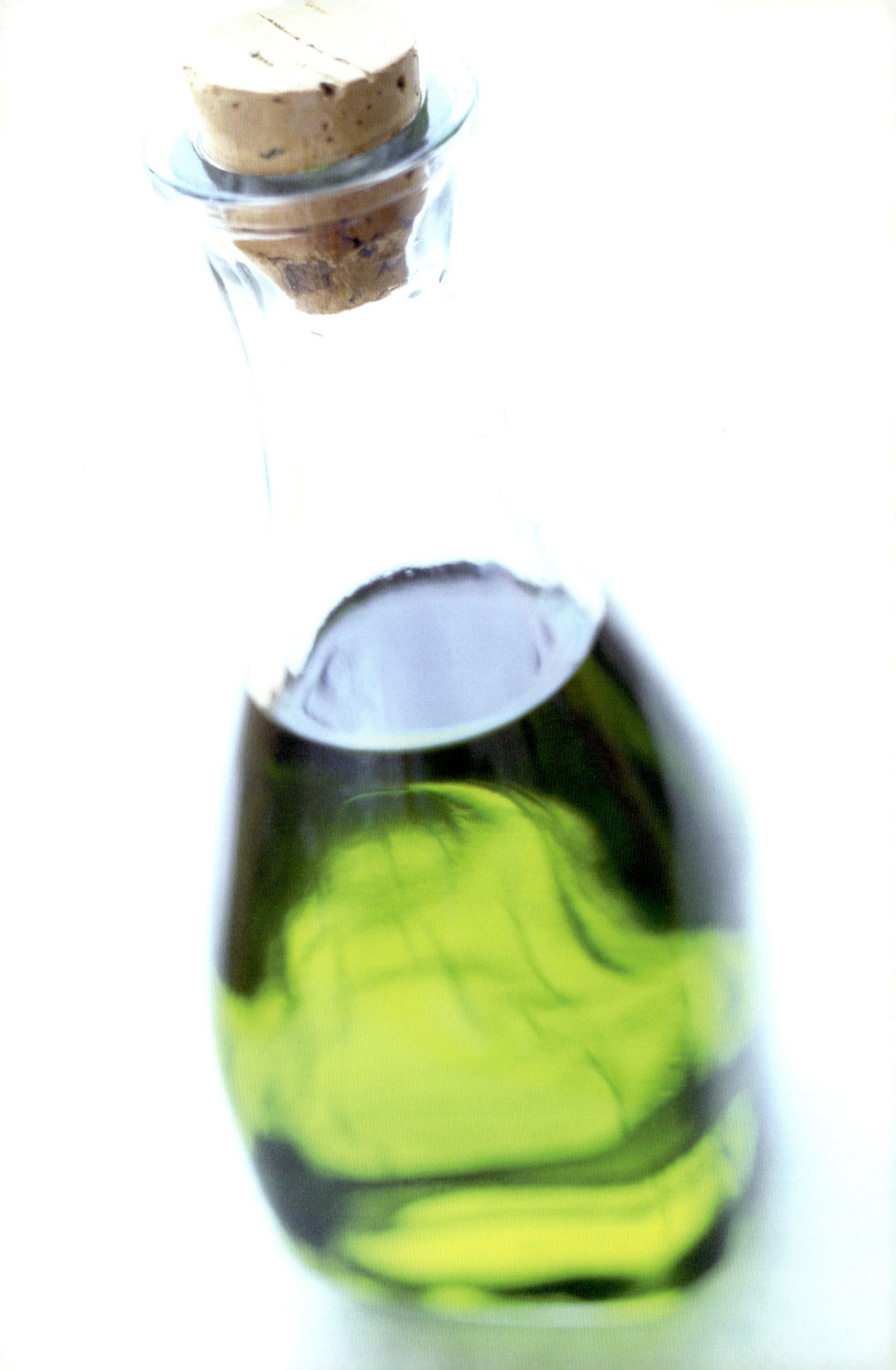

HUILES VÉGÉTALES

ESSENTIELLES À L'ORGANISME.

PRINCIPE ACTIF

Les huiles végétales contiennent beaucoup d'acides gras insaturés, des oméga-3 (surtout l'huile de noix, de colza et de chanvre) et des oméga-6, des polyphénols (surtout l'huile d'olive), de la vitamine A et E (surtout l'huile de tournesol).

PROPRIÉTÉS

Les huiles végétales protègent le système cardio-vasculaire et en préviennent les troubles.
Elles aident à diminuer le taux du « mauvais » cholestérol.
Elles ont un pouvoir antioxydant et combattent le vieillissement des cellules.
Elles favorisent le transit intestinal.
Elles nourrissent les cellules du système nerveux et du cerveau.

UTILISATION

Choisissez les huiles végétales de première pression à froid !
Évitez en revanche les huiles raffinées.
Gardez les huiles à l'abri de la lumière, si possible dans du verre opaque, et de l'humidité. Les huiles se dégradent quand elles sont soumises à l'oxydation.

PRÉCAUTION

Pour conserver toutes les propriétés des huiles végétales, il faut les consommer crues.

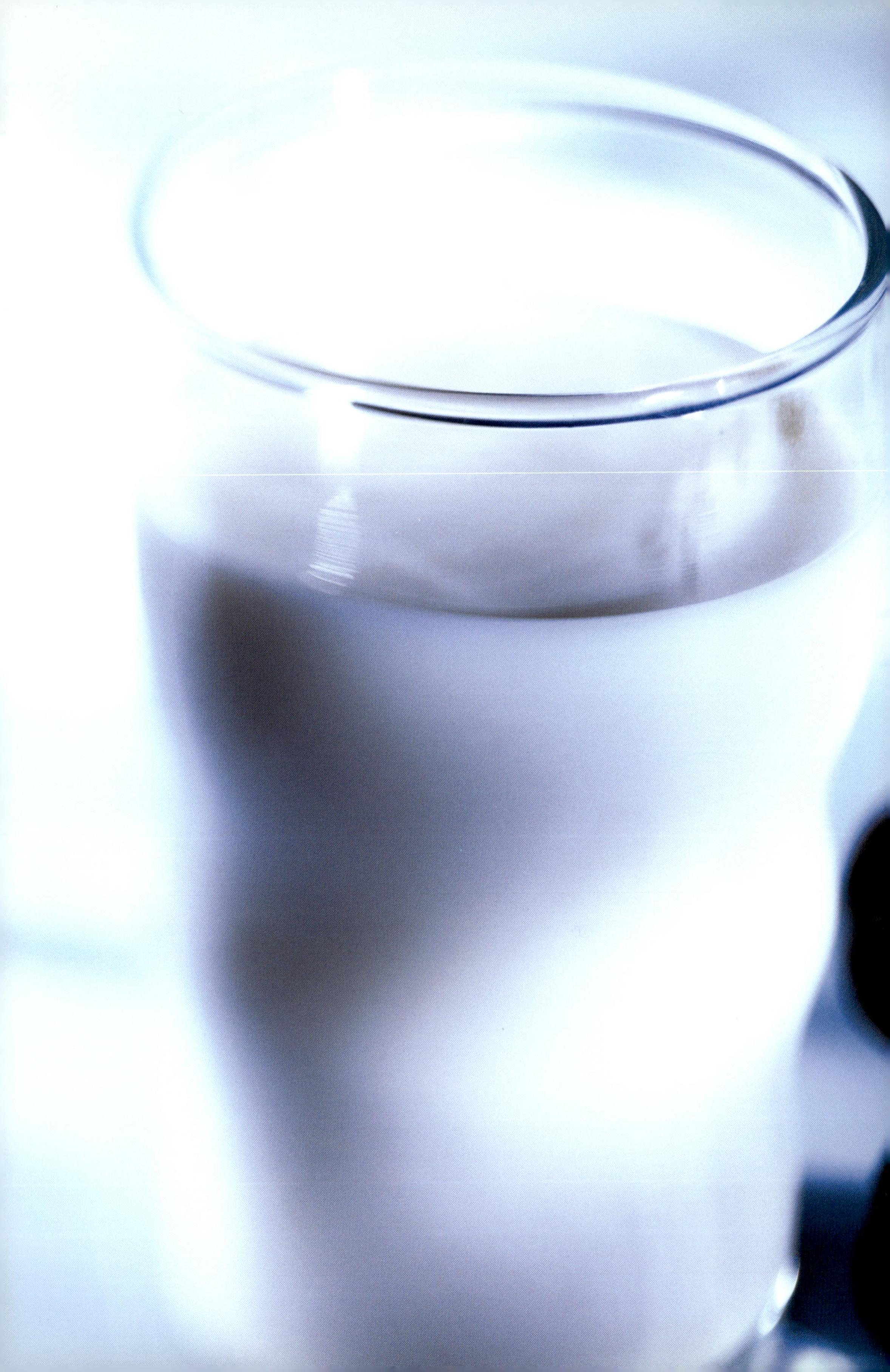

« LAITS » VÉGÉTAUX

L' ALTERNATIVE AU LAIT DE VACHE.

PRINCIPE ACTIF

Ils contiennent, en quantité plus ou moins importante selon la variété, des minéraux, comme le calcium, le magnésium, des vitamines, des fibres, des glucides et un peu de protéines.

PROPRIÉTÉS

Les boissons à base de céréales sont sans lactose ni cholestérol ; certaines sont aussi sans gluten (comme par exemple celles à base de riz ou de quinoa).
Les boissons de soja, de châtaigne et à base de fruits oléagineux (de noisette et d'amande) ne contiennent ni cholestérol ni lactose ni gluten.

UTILISATION

En pack d'un litre comme le lait ou en portion individuelle, les « laits » végétaux s'achètent prêts à l'usage dans les magasins biologiques ou diététiques, ainsi que dans la plupart des supermarchés. Ces boissons se vendent « nature » ou aromatisées par différents parfums, dont la vanille et le chocolat. Certains d'entre eux, comme les « laits » de châtaigne ou d'amande, peuvent s'acheter en poudre ou en pâte, à délayer dans de l'eau pour obtenir la boisson souhaitée.
Préférez les boissons labellisées « Agriculture biologique » (AB) qui garantissent l'absence d'OGM et de produits chimiques dans la culture et le processus de fabrication.

PRÉCAUTION

Du point de vue nutritionnel, il ne faut pas remplacer le lait de vache par un « lait » végétal, car ces derniers contiennent par exemple bien moins de protéines.

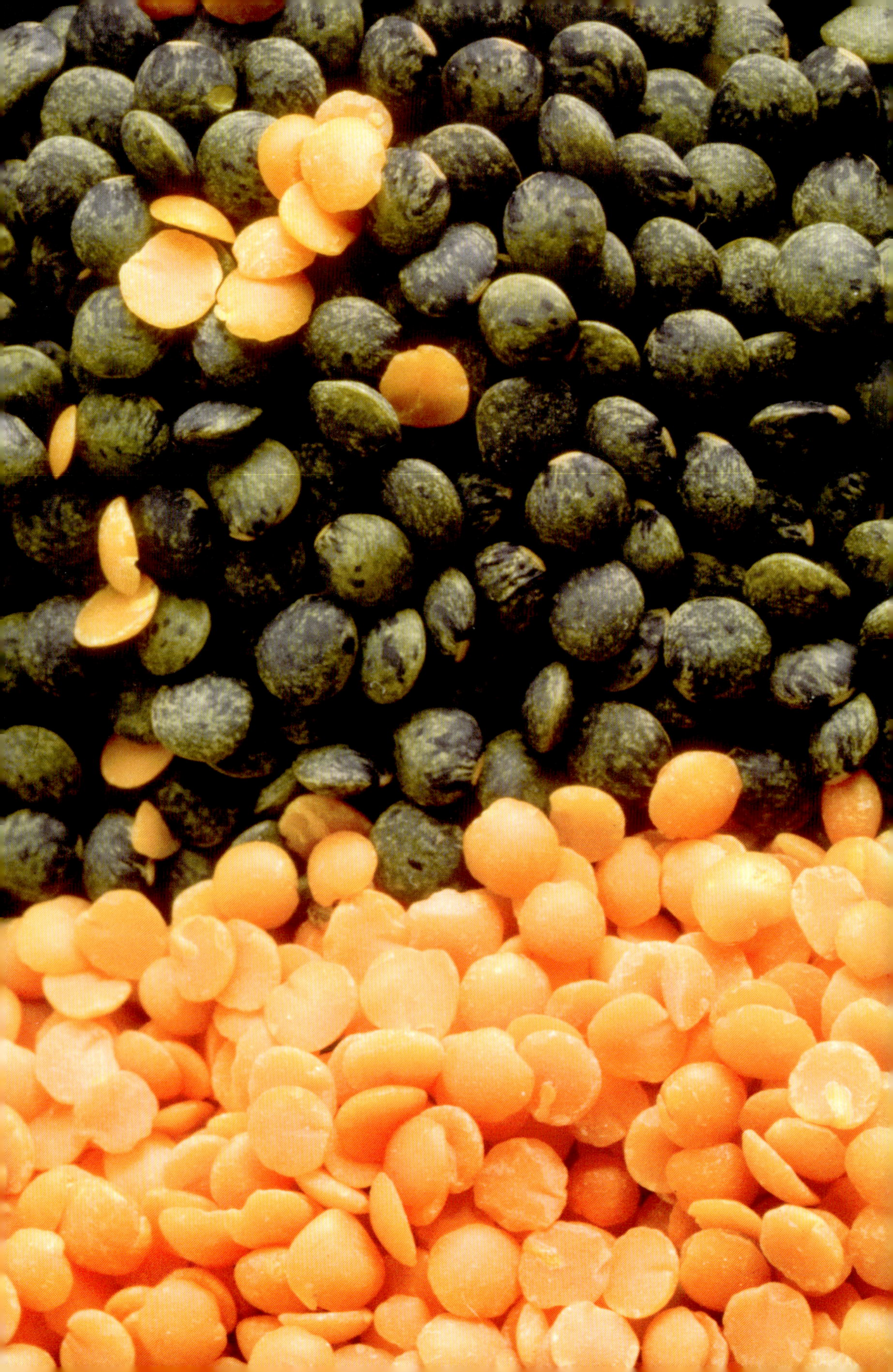

LENTILLES

LA VIANDE DU « PAUVRE ».

PRINCIPE ACTIF

Bonne source de protéines végétales, la lentille est très riche en fibres, en minéraux et oligoéléments, comme le phosphore, le fer, le cuivre, le manganèse, le zinc, en flavonoïdes et en vitamines du groupe B. En revanche, la lentille est pauvre en matières grasses.

PROPRIÉTÉS

La lentille aide à diminuer le taux du « mauvais » cholestérol, et aide à prévenir les maladies cardio-vasculaires.
Elle favorise le transit intestinal.
Grace à sa teneur en fer, elle aide en cas d'anémie.
Elle s'oppose au vieillissement cellulaire de l'organisme humain.

UTILISATION

Les lentilles s'achètent séchées et se conservent pendant plusieurs mois à l'abri de la lumière et de la chaleur, dans une boîte hermétiquement fermée.

PRÉCAUTION

Les lentilles peuvent provoquer des flatulences chez les sujets sensibles. Pour éviter cet inconvénient, il est possible de mixer les lentilles, ce qui permet de casser les fibres.

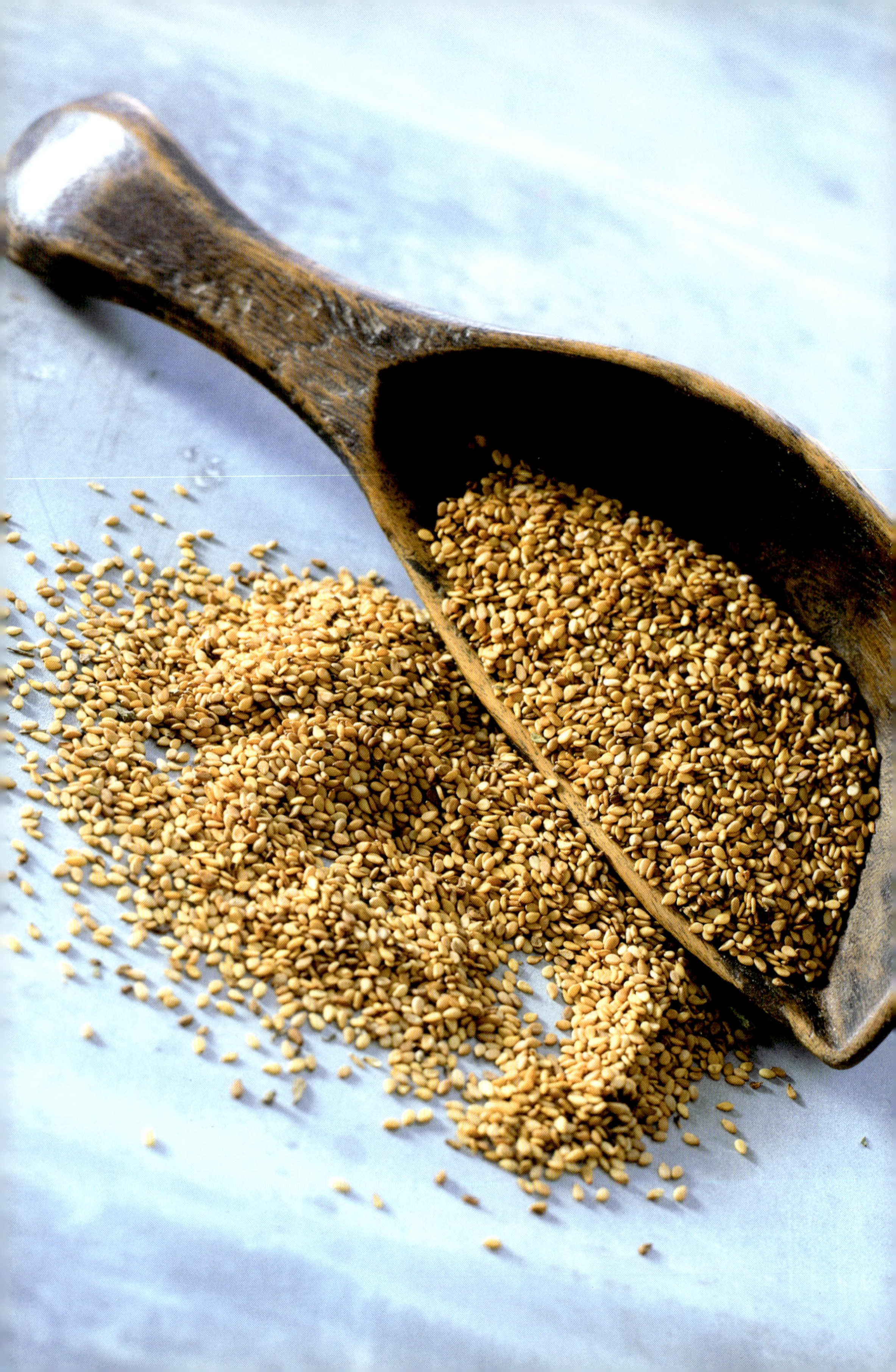

LIN (GRAINES DE)

SOURCE D'OMÉGA-3.

PRINCIPE ACTIF

Les graines de lin sont particulièrement riches en oméga-3, présentant des bienfaits comparables à ceux des poissons gras. Il faut impérativement les moudre pour bénéficier de leurs nutriments. On estime qu'une petite cuillère à soupe peut combler les besoins quotidiens en oméga-3. Les graines de lin contiennent aussi des fibres et des phytoœstrogènes.

PROPRIÉTÉS

Les graines de lin pourraient prévenir et lutter contre certains cancers.
Elles aident à passer le cap de la ménopause, et favorisent le transit intestinal.

UTILISATION

Les graines de lin entières ne sont pas digérées par notre système digestif, elles contribuent ainsi à favoriser le transit intestinal. Elles se conservent dans un bocal hermétiquement fermé à l'abri de l'humidité.
Une fois moulues, elles se conservent quelques jours, au réfrigérateur, dans un bocal à l'abri de la lumière. Elles peuvent aussi se congeler.

PRÉCAUTION

L'huile contenue dans les graines s'oxyde très rapidement : les oméga-3 sont détruits au contact de la chaleur.

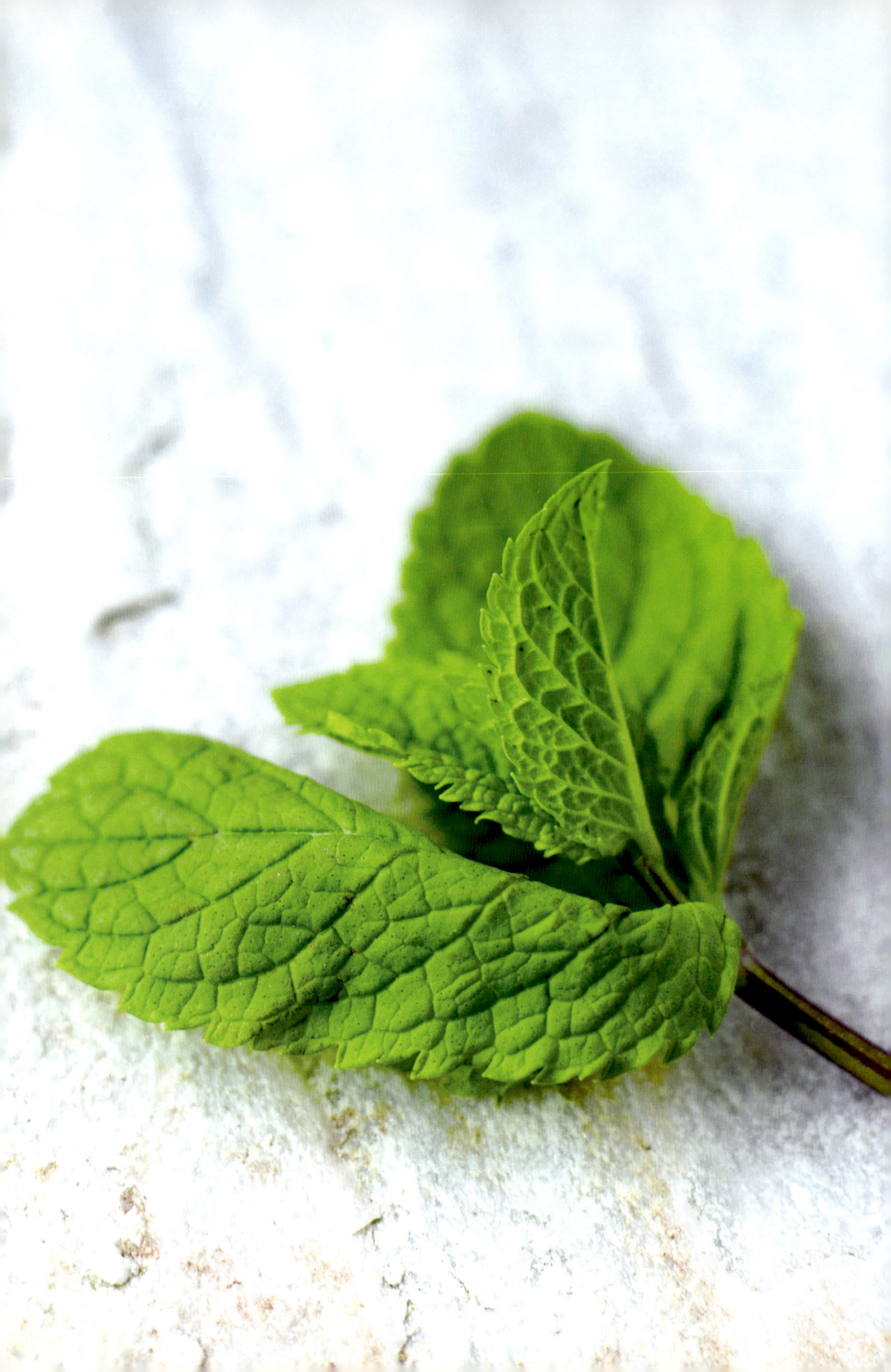

MENTHE

UN BON DIGESTIF.

PRINCIPE ACTIF

Les flavonoïdes et les caroténoïdes en sont les principaux antioxydants. On extrait de la menthe une huile essentielle riche en un alcool terpénique, le menthol.

PROPRIÉTÉS

La menthe est réputée pour favoriser la digestion et lutter contre les états spasmodiques, soulager les nausées, calmer la douleur, traiter les infections des voies respiratoires, les gastro-entérites. On lui attribue d'autres usages moins connus : propriétés cardiotoniques et diurétiques, traitement des vertiges, des intoxications digestives et des calculs rénaux ; ce qui reste à valider scientifiquement.

UTILISATION

On peut consommer les feuilles fraîches, séchées ou macérées en assaisonnement ou en infusion. Associée au fenouil, la menthe est efficace pour soigner les troubles de la digestion, tels que nausée et aérophagie.

PRÉCAUTION

L'huile essentielle est contre-indiquée chez les enfants et les femmes enceintes.

POUR LA PETITE HISTOIRE...

On a retrouvé des feuilles de menthe poivrée dans des pyramides égyptiennes datant du premier millénaire av. J.-C.

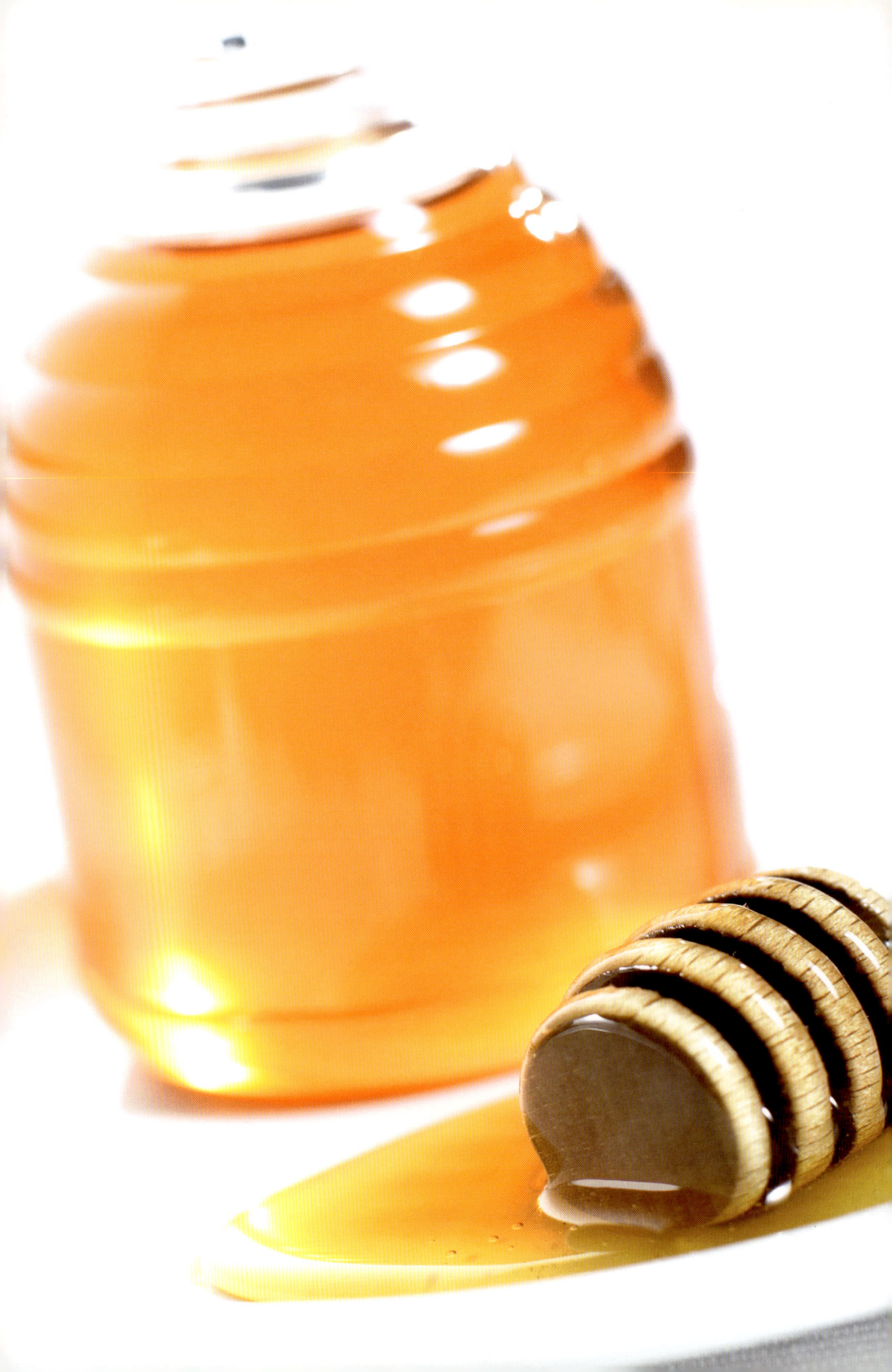

MIEL

L' ALIMENT LE PLUS ANCIEN DE L'HUMANITÉ.

PRINCIPE ACTIF

Riche en glucides, le miel contient en revanche très peu de corps gras. Il est riche en nutriments, comme en vitamines A, B, C, D, en minéraux (fer, potassium, calcium, phosphore...), en enzymes, en acides aminés, en flavonoïdes.
Beaucoup de qualités du miel viennent en fait des plantes sur lesquelles les abeilles ont butiné (romarin, tilleul, camomille, acacia, thym, eucalyptus, lavande, etc.).

PROPRIÉTÉS

Le miel possède un pouvoir bactéricide.
Il lutte contre les affections de l'hiver, y compris la grippe et est bénéfique pour les problèmes respiratoires, de la gorge et contre la toux.
Énergétique, il combat la fatigue physique et intellectuelle.
Il assure un bon transit intestinal, accélère la cicatrisation.
Pris surtout le soir, il favorise le sommeil.
Il combat le vieillissement cellulaire.

UTILISATION

Si le miel n'est pas chauffé à une température élevée, procédure courante pour le conserver mais qui lui fait perdre une partie de ses qualités, il tend à se cristalliser. Seuls les miels plus riches en fructose, comme celui d'acacia, restent liquides plus longtemps.
Achetez donc des miels non chauffés ou biologiques pour préserver leurs qualités nutritives.

Pas de contre-indication.

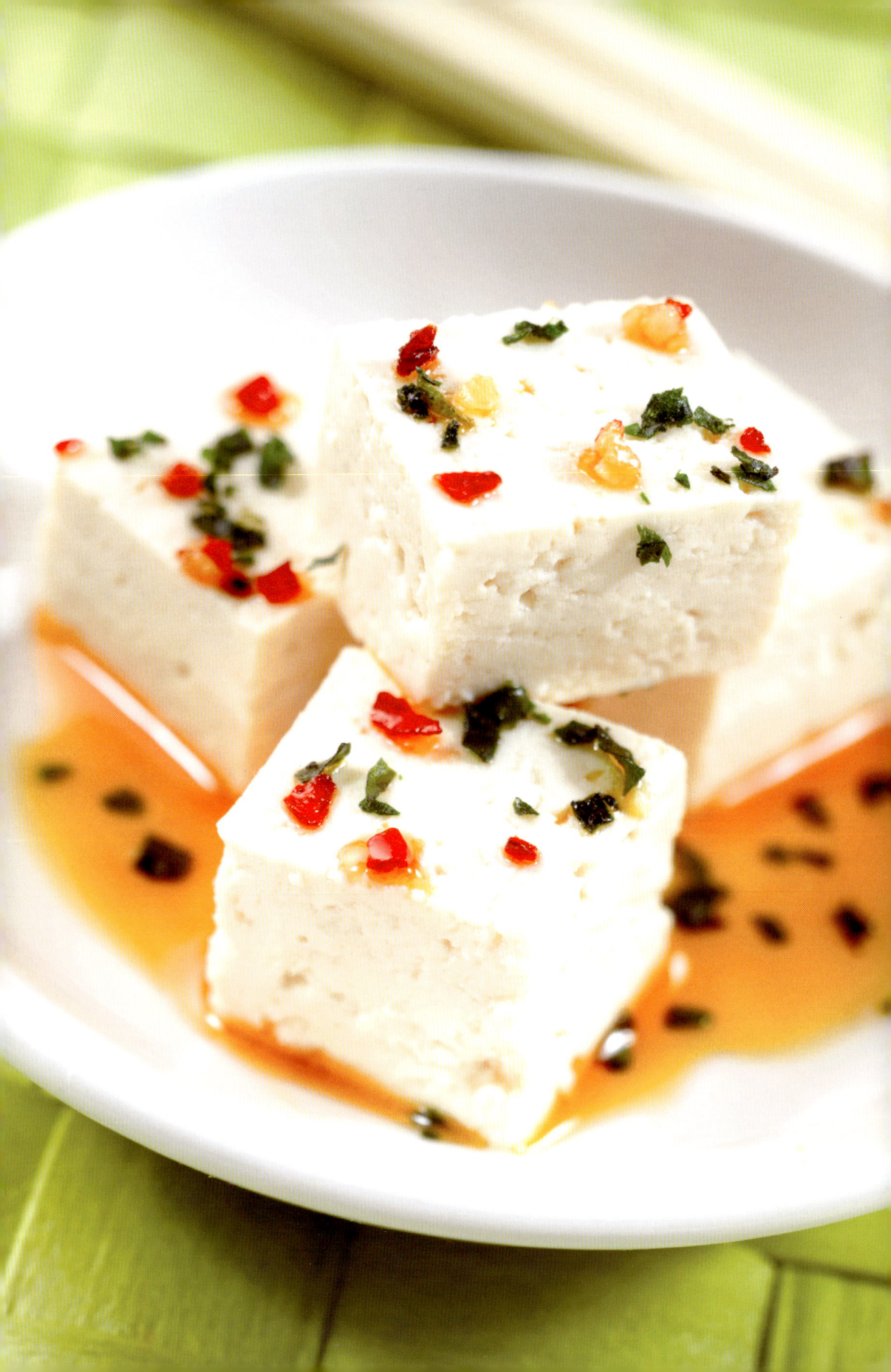

MISO

L' ALTERNATIVE AU SEL DE TABLE.

PRINCIPE ACTIF

Le miso est une pâte obtenue grâce à la fermentation de soja dans l'eau avec du sel et parfois une céréale, par exemple le riz. Il est riche en protéines, en enzymes et en vitamines du groupe B, y compris la B12.

PROPRIÉTÉS

Le miso possède une action bénéfique sur le sang.
Il aide le processus digestif et favorise une meilleure digestion, et régularise le taux du cholestérol.
Il est bénéfique pour reconstruire la flore intestinale.
Il lutte contre l'action des radicaux libres en retardant le vieillissement cellulaire.

UTILISATION

Pâte de couleur brune, le miso s'achète dans les magasins spécialisés, au rayon des condiments. Une fois ouvert, il se conserve dans un récipient hermétique au réfrigérateur. Il ne doit pas être pasteurisé, sinon les ferments ne sont plus actifs.

Pas de contre-indication.

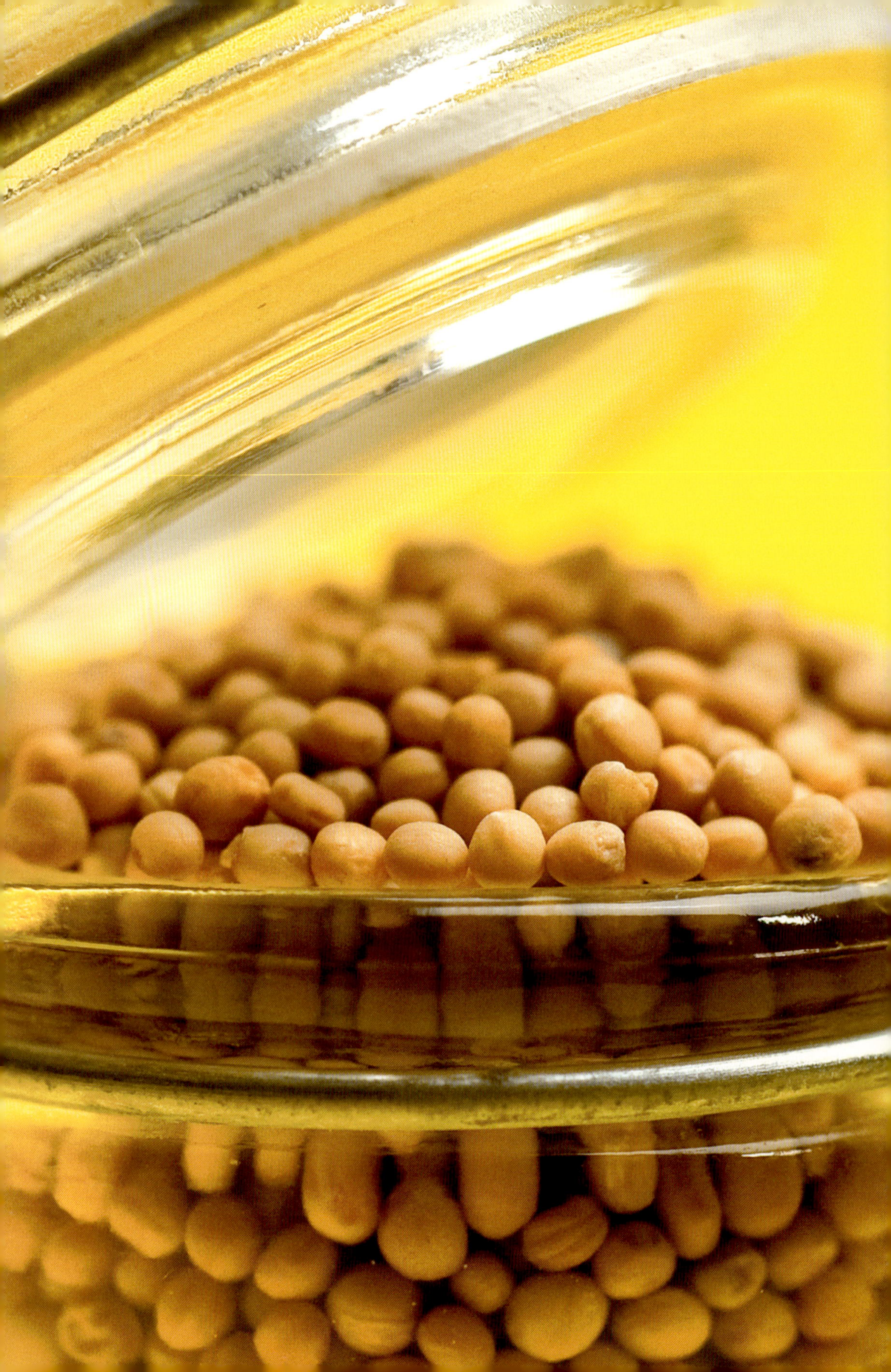

MOUTARDE

DE BONNES GRAINES.

PRINCIPE ACTIF

On retrouve des glucosinolates dans toutes les crucifères : biologiquement inactifs, ces composés se transforment en isothiocyanates, qui eux sont actifs, quand l'aliment subit des transformations.

PROPRIÉTÉS

Selon des scientifiques, certains isothiocyanates contribueraient à limiter le développement du cancer. La moutarde est aussi une bonne source d'antioxydants, les graines surtout. Les caroténoïdes s'avèrent les plus intéressants pour la prévention de toutes les maladies liées au vieillissement.

UTILISATION

En condiment, dans l'alimentation.

PRÉCAUTION

La feuille de moutarde contient une quantité élevée de vitamine K. Il est donc conseillé aux personnes sous anticoagulothérapie de consulter un médecin.

POUR LA PETITE HISTOIRE...

La moutarde que nous consommons est obtenue à partir des grains de moutarde blanche et noire ; elle doit sa couleur jaune au curcuma qui y est ajouté.

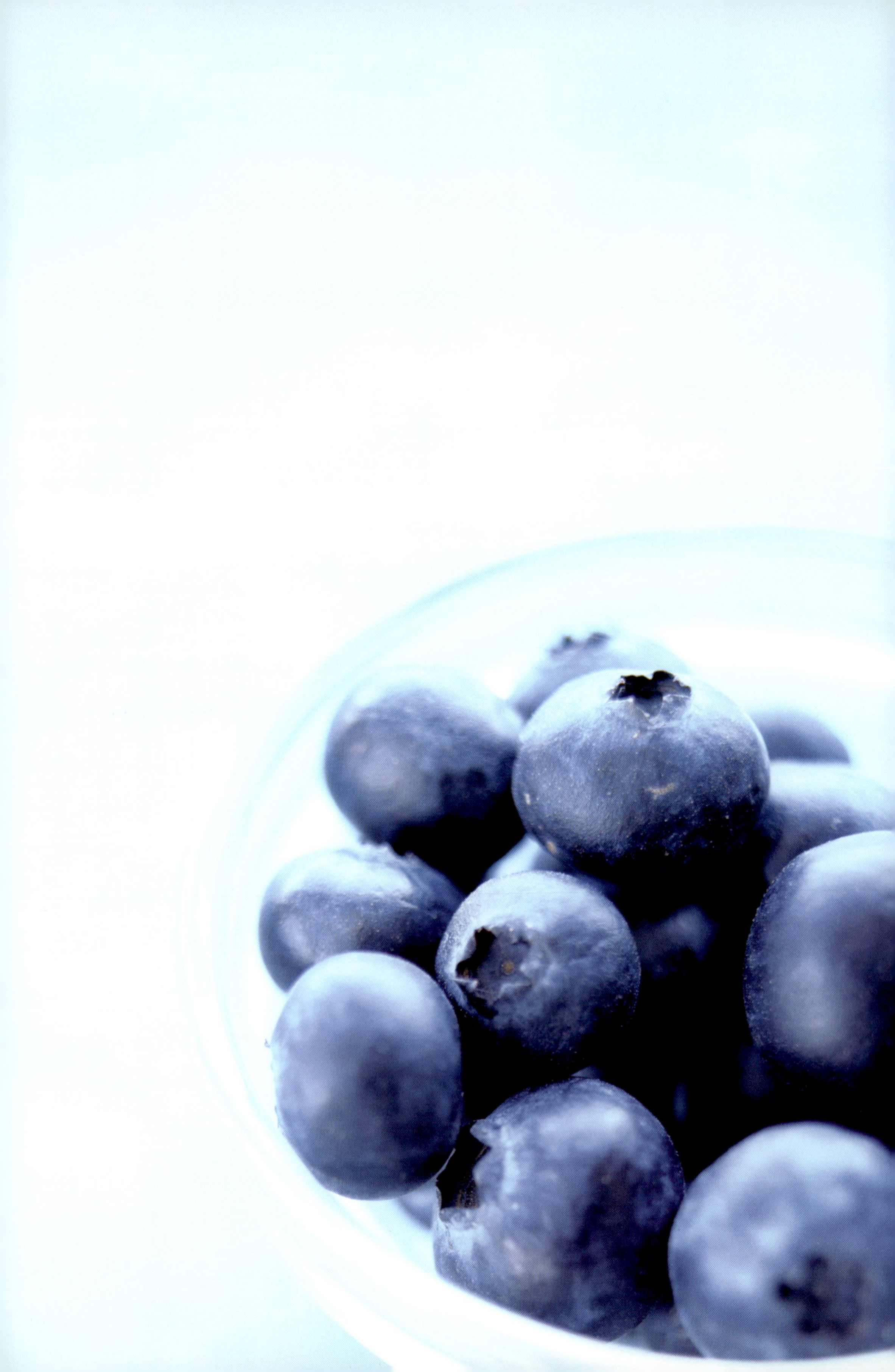

MYRTILLE

UNE GOURMANDISE TOUTE PRÊTE.

PRINCIPE ACTIF

Peu calorique, la myrtille contient des vitamines C et E, des minéraux et des oligoéléments, comme le potassium, le calcium et le magnésium, des fibres, des antioxydants (les anthocyanes, des pigments qui lui confèrent sa couleur violette).

PROPRIÉTÉS

La myrtille protège le système cardio-vasculaire.
Elle stimule la vésicule biliaire, et est utile en cas de diarrhée.
Bactéricide, elle aide en cas de cystite et protège les voies urinaires.
Elle prévient les infections intestinales et les problèmes gastro-intestinaux.

UTILISATION

Les myrtilles sauvages sont récoltées à la main. Étant fragiles, elles sont commercialisées sur des circuits courts, tandis que la plupart de celles que l'on trouve dans le commerce sont cultivées.
À maturité, les myrtilles dégagent un arôme agréable et possèdent une belle couleur bleue. Elles se conservent une semaine dans le bac à légumes du réfrigérateur, mais peuvent être aussi congelées.

PRÉCAUTION

Les myrtilles peuvent provoquer des allergies chez les sujets sensibles.

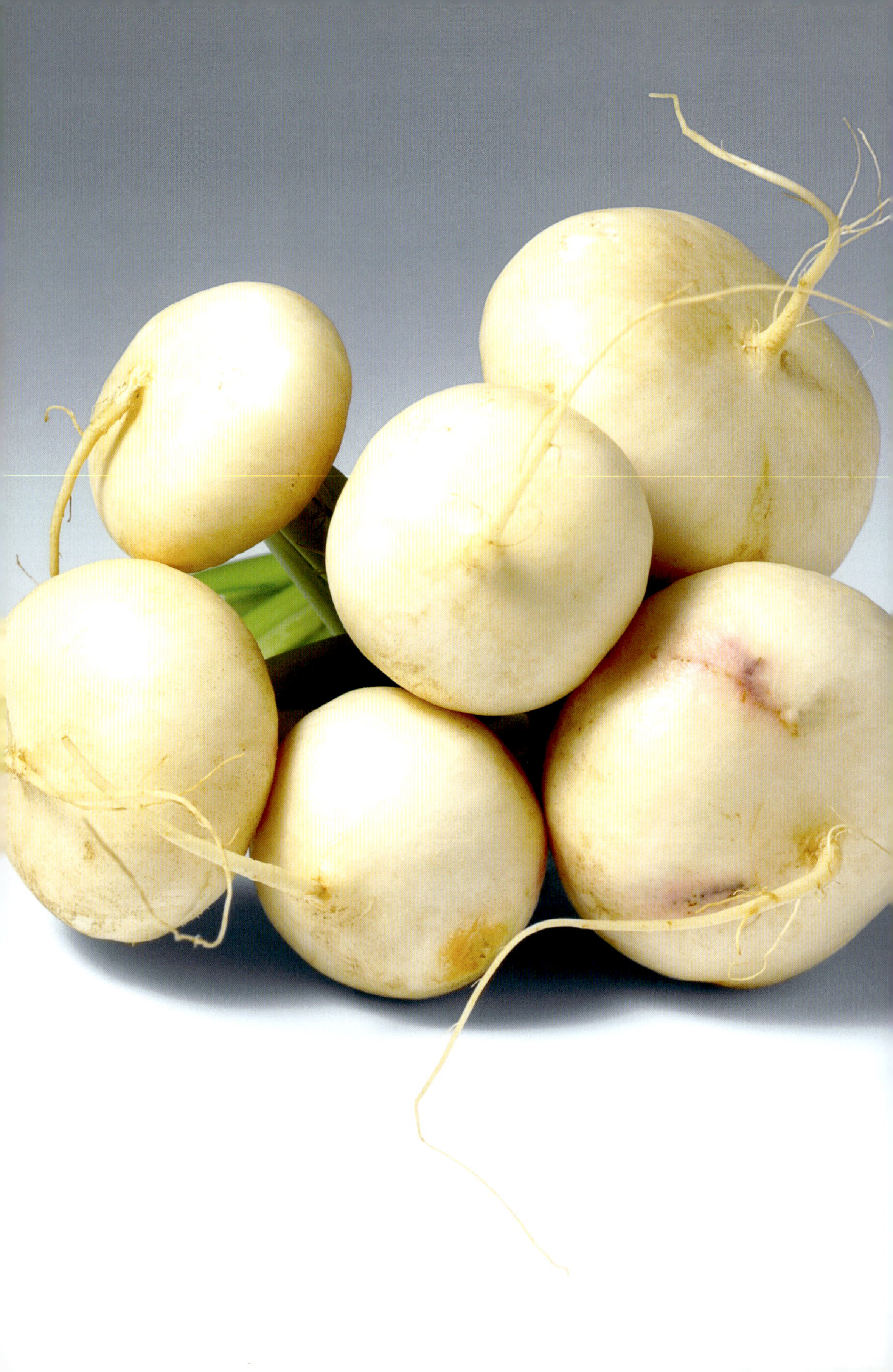

NAVET

UN ALLIÉ CONTRE LA TOUX.

PRINCIPE ACTIF

Dans le navet, on trouve beaucoup d'antioxydants, de vitamine B, C, de fibres, de minéraux et d'oligoéléments comme le fer, le manganèse, le phosphore, le magnésium, le potassium, le cuivre, le soufre.

PROPRIÉTÉS

Le navet ferait partie des légumes qui luttent contre le cancer.
Il aide en cas de toux et de glaires.
Il combat la prolifération des radicaux libres en partie responsables de notre vieillissement.
C'est un bon diurétique.

UTILISATION

Les navets en bottes arrivent sur les marchés au printemps.
Le navet (de printemps ou d'automne) doit avoir une peau lisse, brillante et ne doit pas être trop léger. Il se conserve une dizaine de jours dans le bac à légumes du réfrigérateur.

PRÉCAUTION

Le navet peut provoquer des ballonnements chez les sujets sensibles.

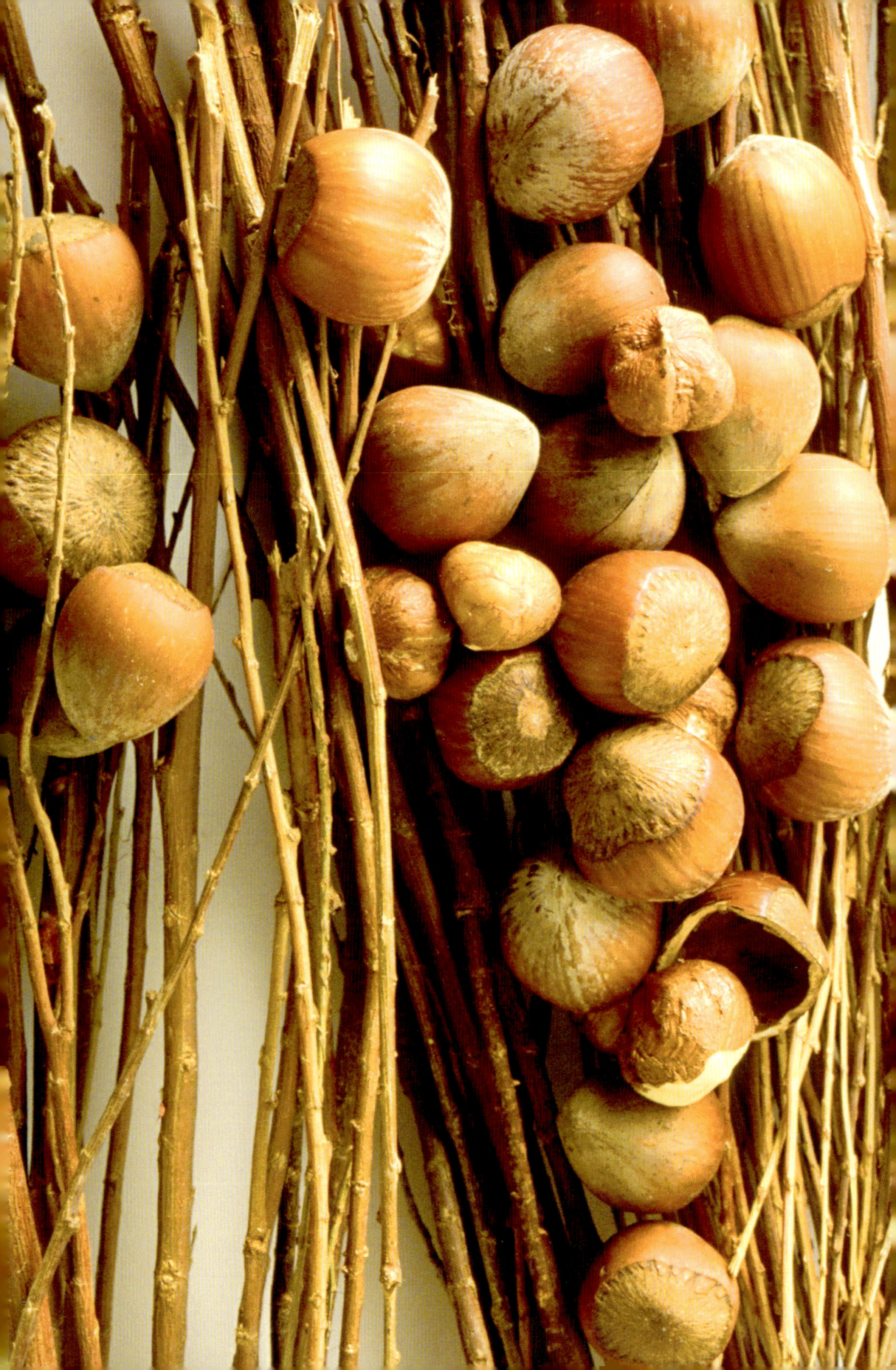

NOISETTE

CONTIENT DE TRÈS BONS PRINCIPES NUTRITIFS.

PRINCIPE ACTIF

Protégés par sa coque, les nutriments de la noisette sont nombreux. Elle contient une grande quantité de vitamine E (trois fois plus que la noix) et celles du groupe B (jusqu'à 10 fois plus que les fruits frais). La noisette est une excellente source de « bonnes » graisses, car il s'agit surtout d'acides gras insaturés (pour la plupart des acides gras mono-insaturés). Elle contient aussi des fibres, des minéraux et des oligoéléments, comme le potassium, le phosphore, le magnésium, le fer et le zinc.

PROPRIÉTÉS

Elle est bénéfique sur le plan cardio-vasculaire, car elle exercerait une action protectrice contre les problèmes liés à la circulation du sang.
Elle permet de diminuer le taux du « mauvais » cholestérol.
Sa richesse en fibres favorise le transit intestinal.
Elle favorise le bon fonctionnement du système nerveux.

UTILISATION

La noisette fraîche n'est disponible qu'au moment de sa récolte, vers le mois de septembre. Une fois séchée, elle se vend presque toute l'année. La noisette se conserve mieux que la noix, car l'huile qu'elle contient rancit moins facilement.
Dans le commerce, elle est vendue avec sa coque, décortiquée ou en poudre. Dans sa coque, elle se conserve très longtemps à l'abri de la chaleur et de l'humidité, tandis que décortiquée ou en poudre, elle doit être rangée dans des boîtes hermétiques pendant quelques semaines.

PRÉCAUTION

À cause de son pouvoir calorique élevé (environ 600 kcal pour 100 g de noisettes), la consommation de la noisette doit être limitée en cas de problème de surpoids.

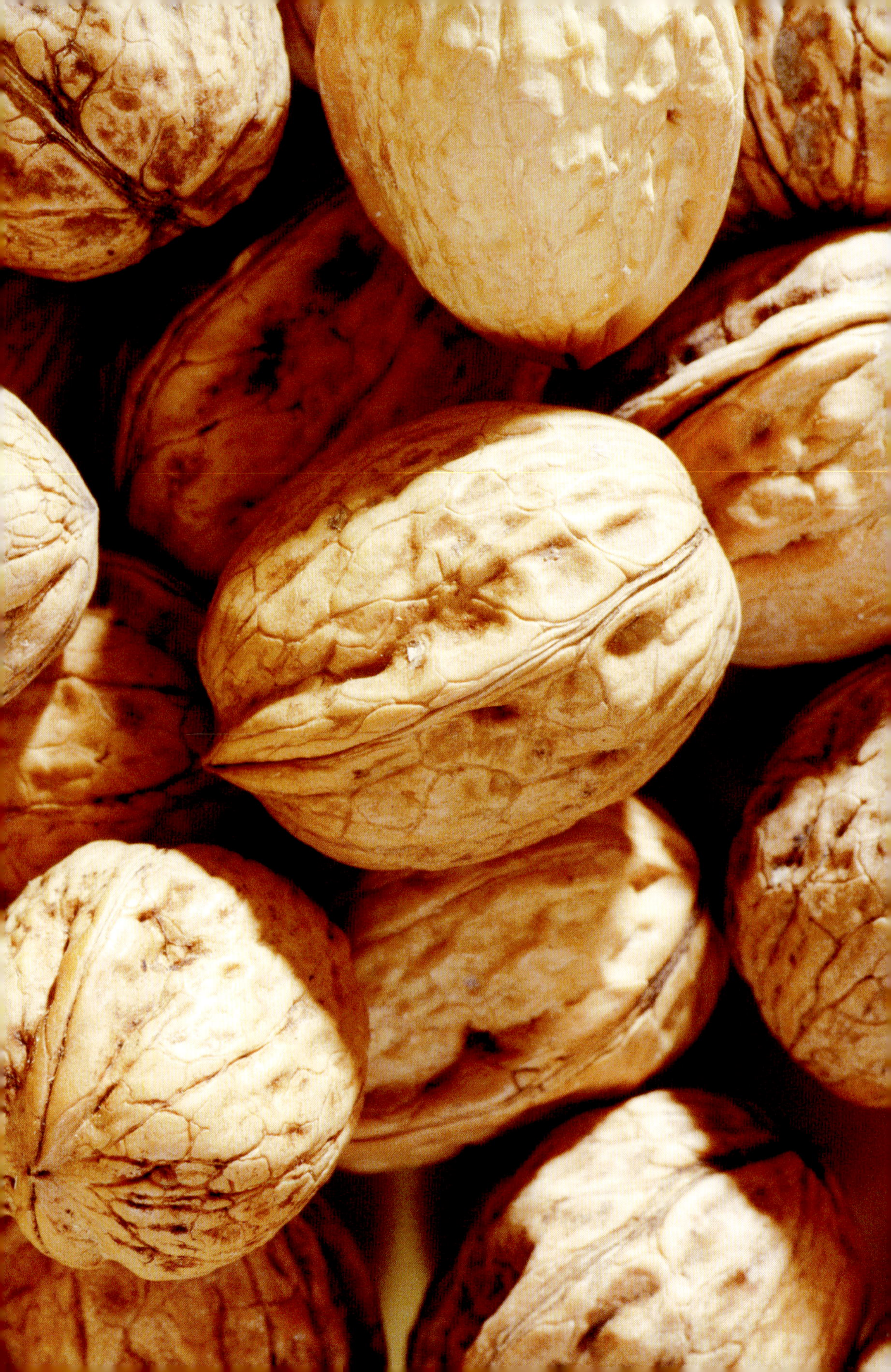

NOIX

UNE BONNE SOURCE D'OMÉGA-3.

PRINCIPE ACTIF

Particulièrement riche en acides gras polyinsaturés, la noix est un aliment qui contient une grande quantité d'oméga-3. Elle contient beaucoup d'antioxydant, de la mélatonine, des fibres, des protéines végétales, des minéraux et des oligoéléments comme le manganèse, le phosphore, le magnésium, le fer, des vitamines B et E.

PROPRIÉTÉS

La noix est énergétique, elle convient en cas de fatigue, pendant la période de croissance ou de convalescence.
Elle protège contre les problèmes cardio-vasculaires et le vieillissement des veines et des artères.
Elle régule les fonctions du foie.
Riche en antioxydant, la noix s'oppose au vieillissement cellulaire.
Elle aide à diminuer le « mauvais » cholestérol.

PRÉCAUTION

Mangée en quantité excessive, la noix est difficile à digérer.
Elle peut en outre provoquer des aphtes dans la bouche et des allergies.

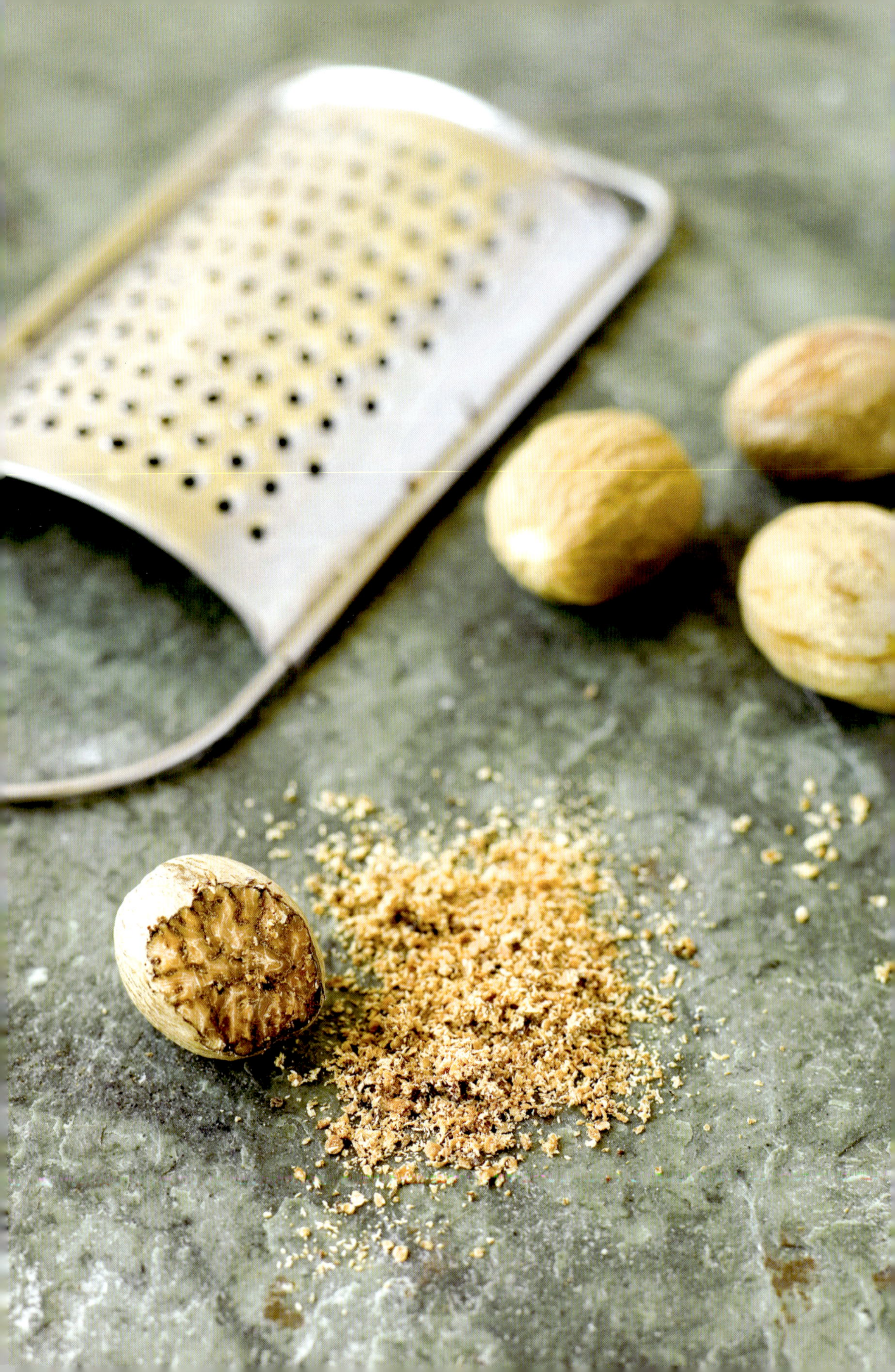

NOIX DE MUSCADE

ANTISEPTIQUE ET DIGESTIVE.

PRINCIPE ACTIF

La noix de muscade est riche en huile essentielle qui contient de l'eugénol, considéré comme un tonique puissant.

PROPRIÉTÉS

Les principales propriétés de la noix de muscade sont avant tout antirhumatismale, apéritive, et, selon certains, aphrodisiaque. Elle est quelquefois indiquée comme antiseptique général ou intestinal dans les troubles digestifs ou comme stimulant de la circulation et du système nerveux. Pour certains encore, elle favoriserait l'écoulement des règles. En médecine orientale, on l'utilise pour traiter les problèmes de bronche et contre les rhumatismes.

UTILISATION

Elle est utilisée râpée pour accommoder les viandes, soupes, etc. ; en France elle est très prisée dans les gratins (dauphinois, courgettes…).
Usage médicinal : sous forme d'huile essentielle comme tonique de l'organisme.

PRÉCAUTION

L'huile essentielle de muscade ne doit pas être utilisée chez l'enfant : la présence de myristicine, toxique à forte dose, notamment pour le système nerveux, la rend dangereuse.

POUR LA PETITE HISTOIRE…

En Inde, elle soigne maux de tête, insomnie et incontinence urinaire.

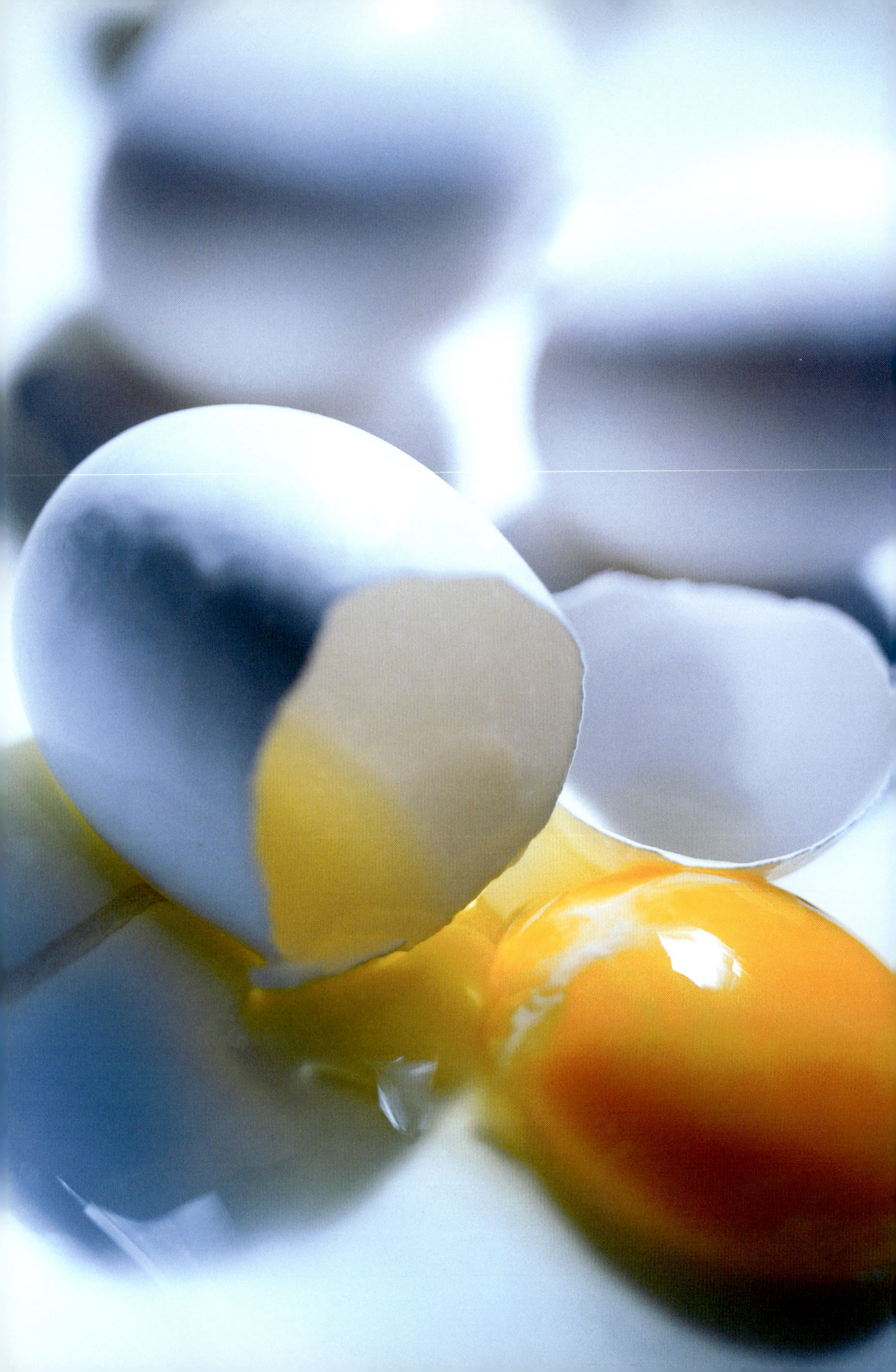

ŒUF

SOURCE DE PROTÉINES.

PRINCIPE ACTIF

Riche en protéines animales – 13 % de son poids –, l'œuf contient des acides aminés essentiels (ceux que l'organisme humain ne produit pas et doit trouver dans la nourriture). Faible en calories, il est riche en oméga-3 et en cholestérol, bien assimilé par les personnes en bonne santé. À l'abri de sa coquille, l'œuf contient beaucoup de vitamines : A, B, D, E, K, de minéraux et des oligoéléments, comme le fer, le phosphore, le magnésium, le calcium, le sélénium, l'iode.

PROPRIÉTÉS

L'œuf est une très bonne source de protéines.
Il contient un grand nombre d'éléments nutritifs indispensables au maintien de la santé. Bien cuit, il est facilement digeste.
Nourrissant, il est l'un des aliments les plus complets.
La présence d'antioxydants lui permet de lutter contre le vieillissement cellulaire. Sauf allergie, il convient particulièrement aux enfants, aux sportifs, aux personnes âgées, aux convalescents.
Tous ses nutriments en font un des aliments capables de combattre le cancer. Il convient dans les régimes d'amincissement.
Sa consommation est recommandée pour la santé des yeux.
Il est précieux pour le maintien des capacités liées à la mémoire.

UTILISATION

Les œufs se conservent 25 jours environ après la ponte, de préférence au réfrigérateur. Pour vérifier si un œuf est frais, il suffit de le plonger dans une solution d'eau salée. S'il reste dans le fond, il a maximum 3 jours, s'il se lève à moitié, il a environ 6 jours et s'il se tient à la verticale, la pointe vers le bas, il a environ une dizaine de jours. S'il flotte complètement, alors il ne faut plus le consommer.

PRÉCAUTION

Les œufs crus ou peu cuits – utilisés dans plusieurs crèmes, meringues ou autres desserts – doivent être mangés très frais, à cause du risque de salmonelle.
L'œuf est parmi les aliments les plus allergisants.
Même si le principe commence à être controversé, certains experts estiment que les personnes souffrant d'un taux de cholestérol élevé doivent limiter la consommation d'œufs, en particuliers du jaune.

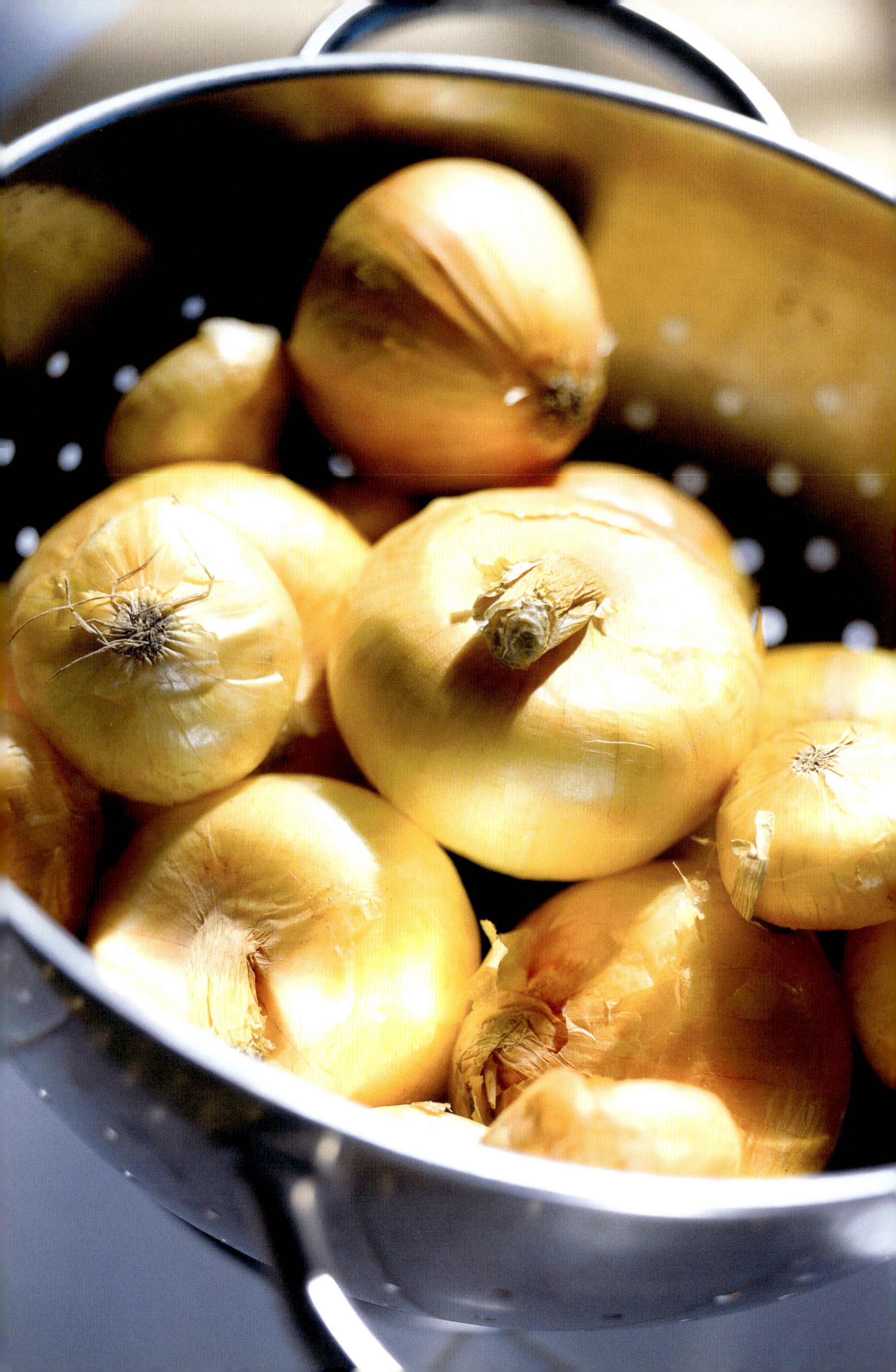

OIGNON

UN PLUS POUR LE CŒUR.

PRINCIPE ACTIF

La plante est riche en flavonoïdes et en anthocyanines qui sont de puissants antioxydants. Attention à l'épluchage excessif qui en fait perdre une grande partie.

PROPRIÉTÉS

De nombreuses études confirment le pouvoir extraordinaire de l'oignon : on lui reconnaît notamment de très fortes propriétés antioxydantes ; il est particulièrement riche en quercétine, protecteur très efficace dans la prévention des cancers du tube digestif : des études épidémiologiques font ainsi le lien entre la consommation d'oignons et la diminution de l'incidence de ces cancers. L'oignon serait aussi bénéfique sur le plan cardio-vasculaire. On lui reconnaît enfin des vertus digestives et anti-inflammatoires.

UTILISATION

Peut se consommer cru ou cuit, ou confit au vinaigre.

Pas de contre-indication.

POUR LA PETITE HISTOIRE...

Une molécule est responsable du larmoiement qui accompagne généralement l'épluchage des oignons :
c'est le propanthial-S-oxyde, très volatil.

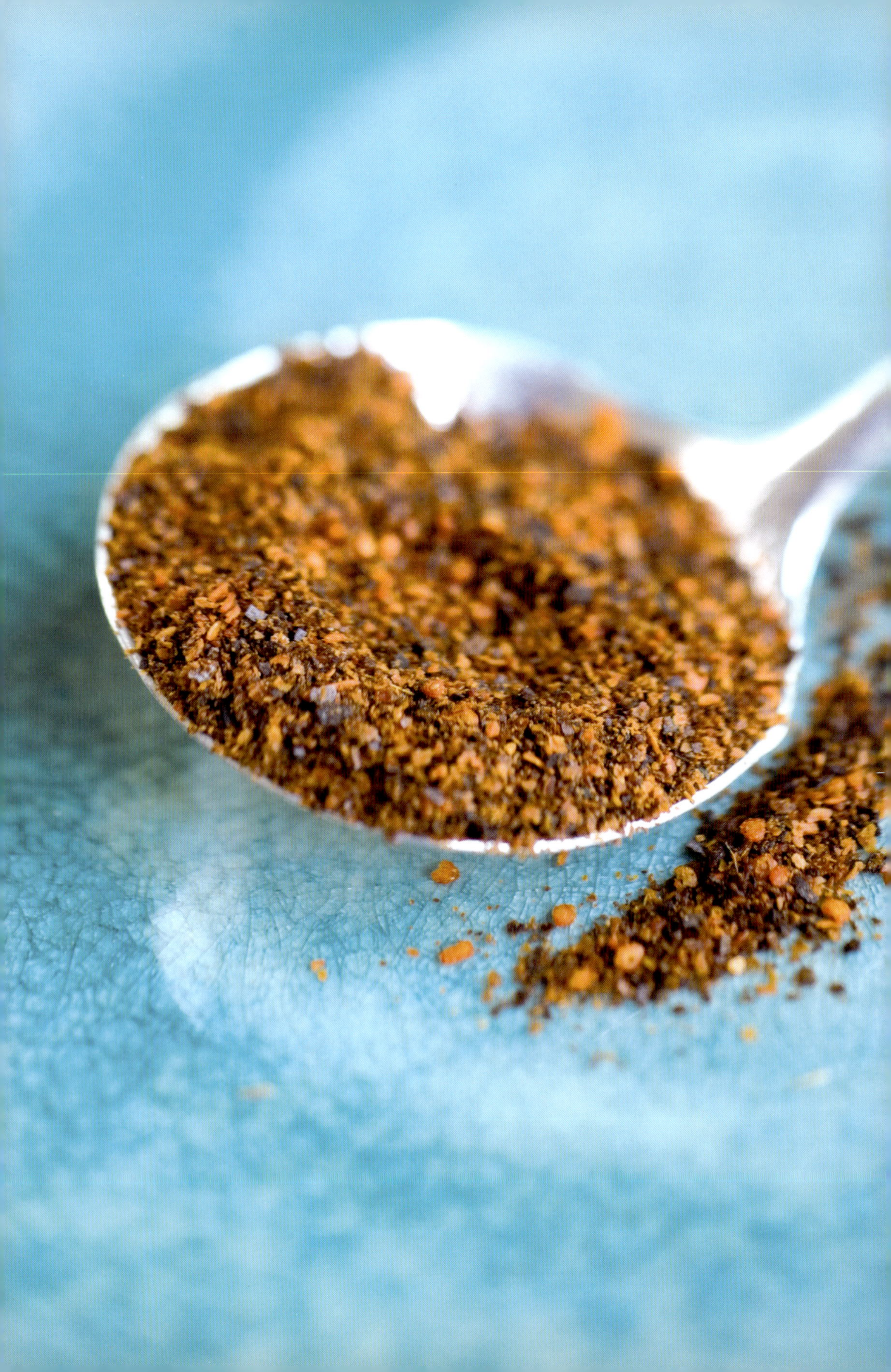

PAPRIKA

D'INNOMBRABLES VERTUS.

PRINCIPE ACTIF

Ses vertus sont dues en majorité à la capsaïcine, un alcaloïde qui produit une sensation de brûlure dans la bouche (sans brûlure chimique).

PROPRIÉTÉS

Que de vertus reconnues au paprika ! Décongestionnant, expectorant, échauffant et calmant, il diminue les risques cardiaques et c'est un bon tonique. Consommé frais, il favorise la digestion des féculents, il est stimulant, stomachique et rubéfiant (il fait rougir la peau). La capsaïcine stimule la production de deux hormones, l'adrénaline et la noradrénaline, qui permettent de brûler les sucres et les graisses de réserve. L'usage du paprika peut être recommandé lors de régimes amaigrissants.

UTILISATION

Frais, sec entier, broyé, moulu ou en conserve.

PRÉCAUTION

En très grande quantité, la capsaïcine peut être un poison mortel : les symptômes d'une dose excessive sont la difficulté de respirer, la cyanose et les convulsions.

POUR LA PETITE HISTOIRE...

L'utilisation du paprika se serait répandue en Hongrie parce que la majorité de la population ne pouvait acheter des épices chères, comme le poivre. Le paprika aurait alors été adopté par toutes les couches de la population, jusqu'à devenir une des bases de la cuisine hongroise.

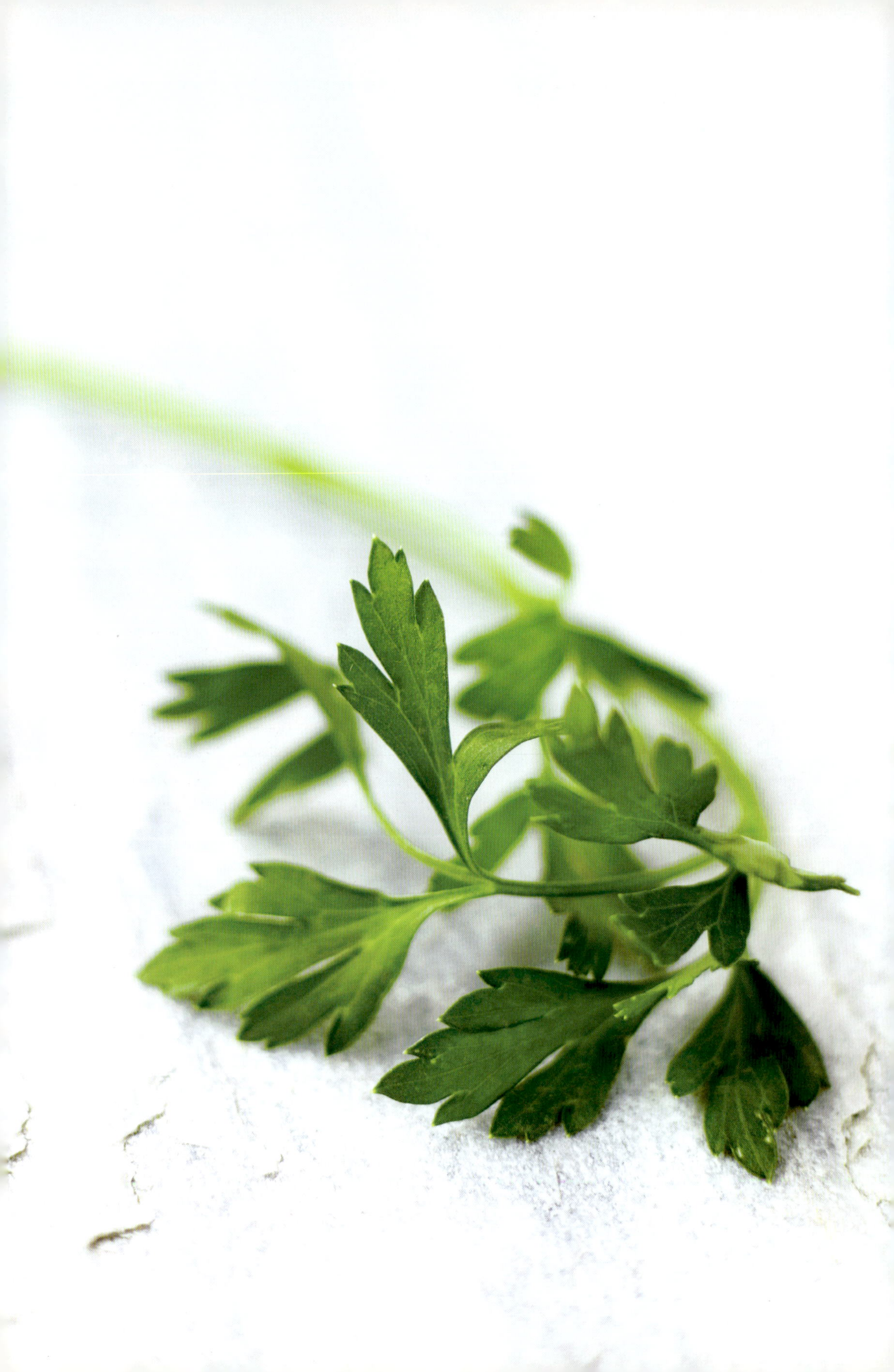

PERSIL

BON POUR L' HALEINE.

PRINCIPE ACTIF

Le persil renferme de puissants antioxydants, dont l'apigénine, la lutéine et le bêta-carotène.

PROPRIÉTÉS

En plus de son pouvoir antioxydant, l'apigénine du persil pourrait contribuer à la régulation du glucose sanguin. Des chercheurs ont administré des extraits de persil à des rats diabétiques pendant plusieurs jours ; ils ont remarqué une diminution du taux de sucre sanguin. Cependant, aucune étude n'a évalué ces effets chez l'homme. Consommé en grande quantité, le persil s'avère intéressant du point de vue nutritionnel, notamment pour sa teneur en vitamine C. On lui reconnaît un pouvoir tonique et stimulant.

UTILISATION

On peut utiliser les feuilles fraîches ou séchées, en assaisonnement ou en garniture. Ainsi qu'en infusion pour ses propriétés sédatives.

POUR LA PETITE HISTOIRE...

En capturant certains composés sulfurés formés dans la bouche et dans l'intestin, le persil frais permettrait de combattre la mauvaise haleine.

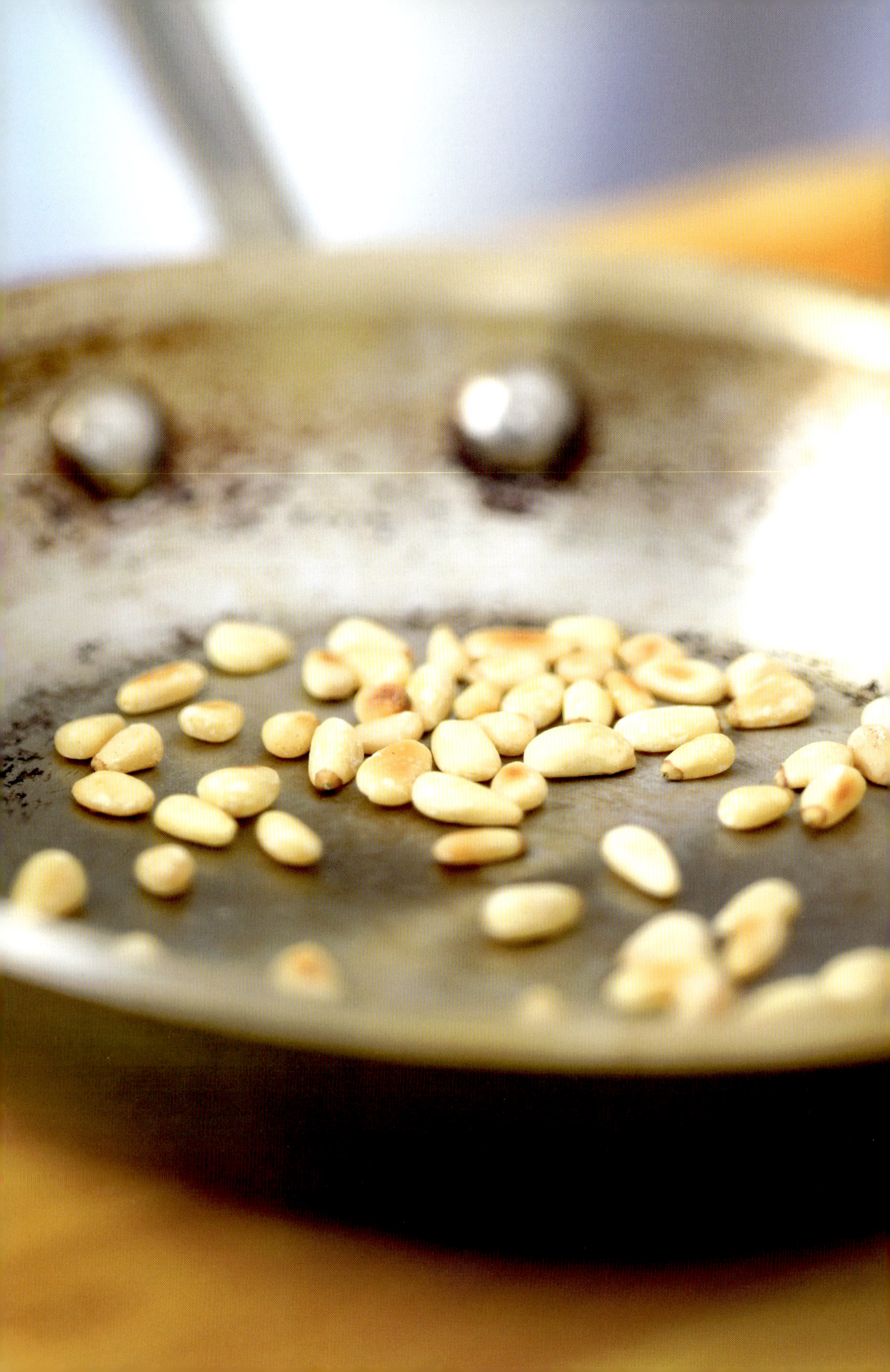

PIGNON

BONNE GRAINE POUR LE CŒUR.

PRINCIPE ACTIF

Les phytostérols ont un effet protecteur contre les maladies cardio-vasculaires.

PROPRIÉTÉS

Le pignon est une bonne source de protéines végétales. Par ailleurs, il contient majoritairement de bonnes matières grasses, c'est-à-dire des acides gras polyinsaturés. Les phytostérols, présents naturellement dans les pignons de pin, sont également intéressants pour la santé cardio-vasculaire.

UTILISATION

En accompagnement de salades, soupes, légumes ou fruits. Ne pas les garder trop longtemps et n'acheter que des petites quantités à la fois, car ils perdent vite leur arôme. On tire des pignons une huile comestible.

PRÉCAUTION

Attention en cas d'allergie aux fruits à écales et oléagineux.

POUR LA PETITE HISTOIRE...

Toutes les espèces de pin produisent des pignons, mais ils sont généralement trop petits pour qu'on s'y intéresse. Les pignons du commerce appartiennent à l'espèce des pins parasols.

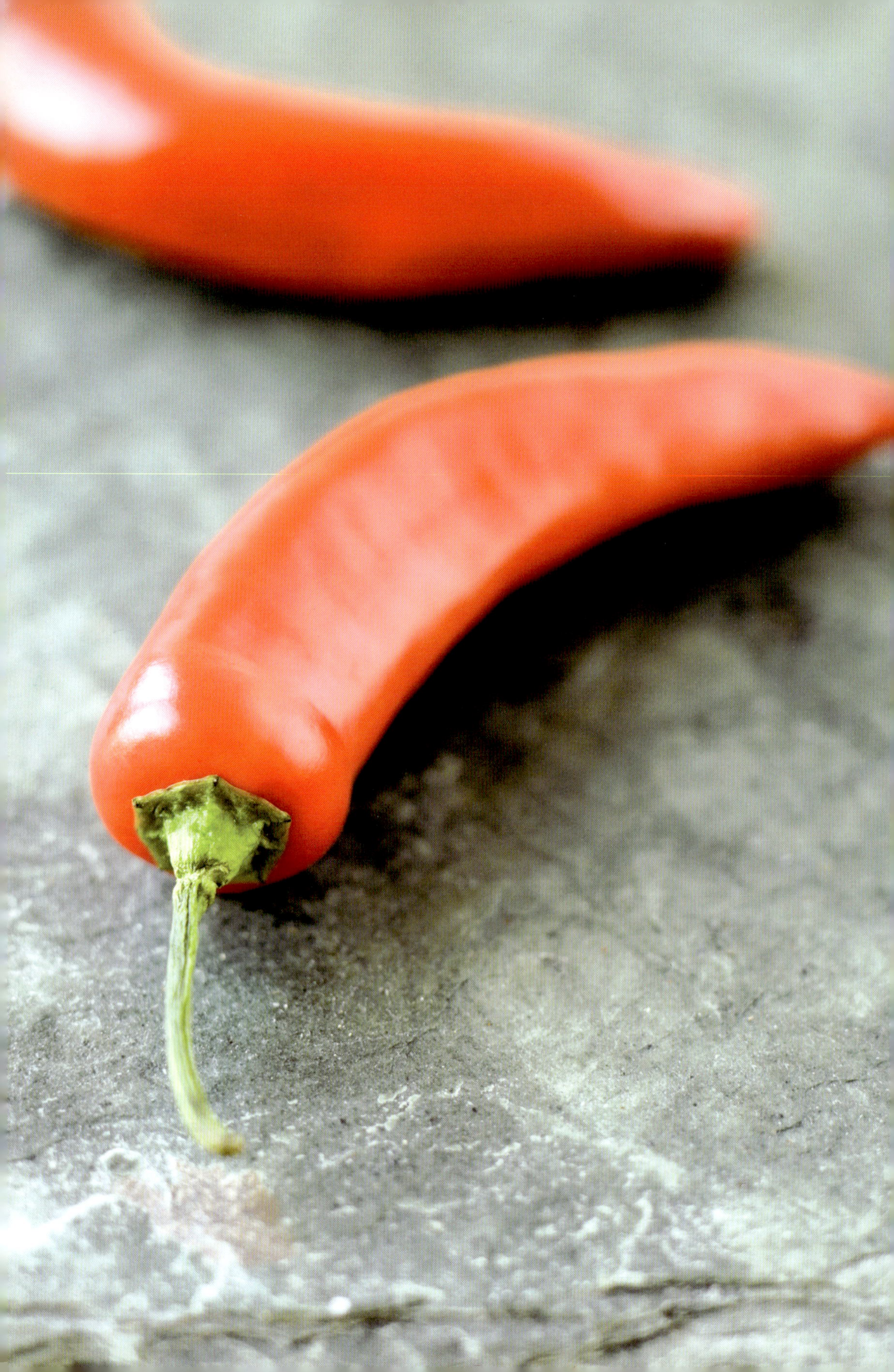

PIMENT

LE PLEIN DE VITAMINES.

PRINCIPE ACTIF

Tous les piments contiennent des capsaïcinoïdes responsables de leur piquant. Très riches en vitamines (bêta-carotène et vitamine C), ce sont de bonnes sources d'antioxydants.

PROPRIÉTÉS

La capsaïcine pourrait permettre une perte de poids chez les obèses et aurait une action sur le « mauvais » cholestérol. Des études récentes montrent un intérêt chez les diabétiques ; des chercheurs ont en effet constaté que la quantité d'insuline nécessaire pour abaisser la glycémie après un repas est réduite si le repas contient du piment.

UTILISATION

Le piment s'utilise frais, sec ou en poudre, pour relever un plat.

PRÉCAUTION

Le piment peut induire un reflux gastro-œsophagien ; sa consommation en excès est associée au cancer de l'estomac. Il est déconseillé chez les patients souffrant d'hémorroïdes.

POUR LA PETITE HISTOIRE...

Le piment peut servir à fabriquer un insecticide naturel : piler finement 300 g de piment (sec ou frais), mélanger à 2 litres d'eau, bien secouer pour obtenir un mélange homogène et filtrer. Ajouter à cette solution de l'eau savonneuse. Puis pulvériser ce concentré directement sur les feuilles.

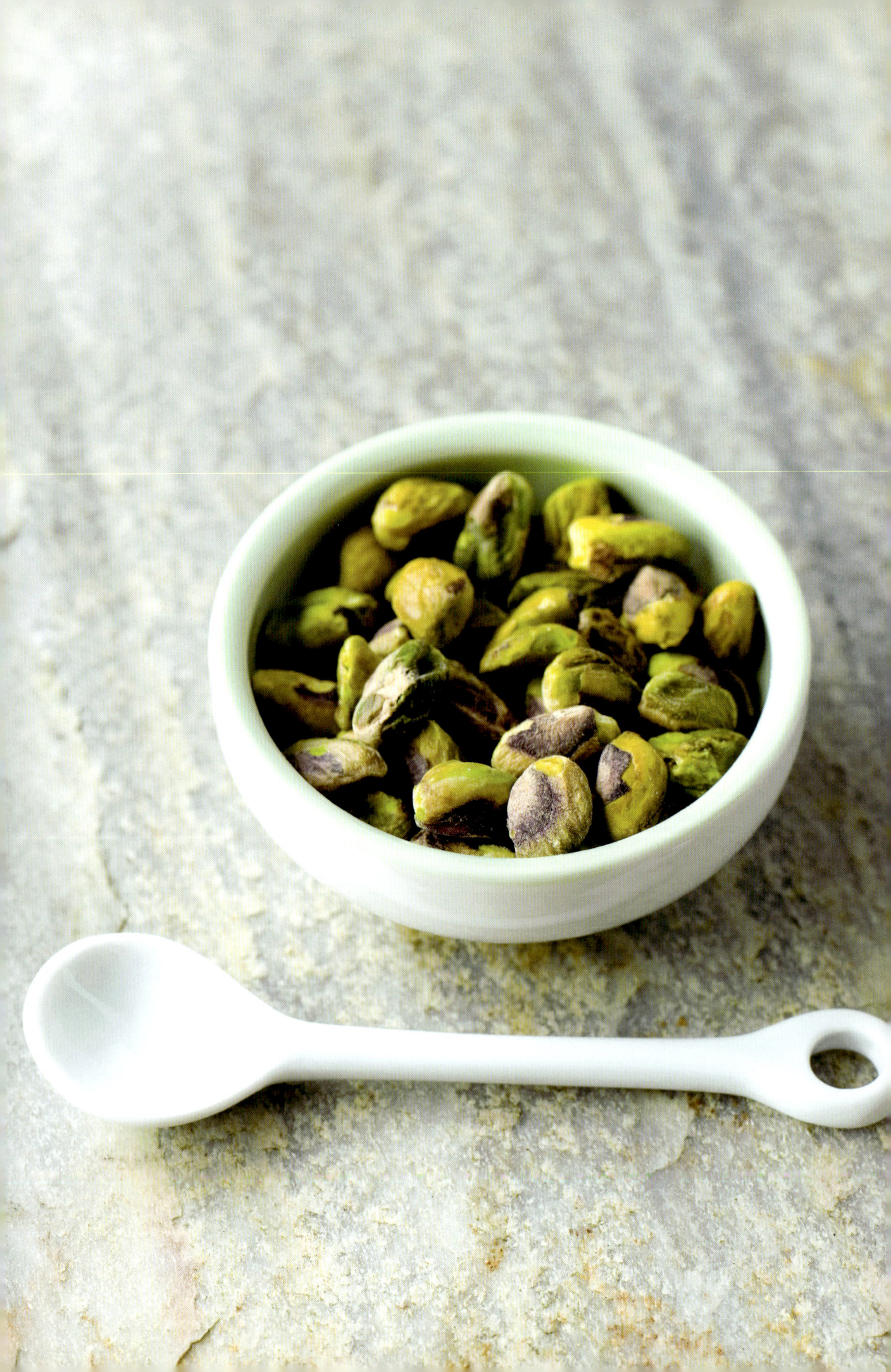

PISTACHE

ATOUT CŒUR.

PRINCIPE ACTIF

La pistache contient une quantité appréciable de protéines, d'acides gras insaturés et de phytostérols reconnus pour leur effet bénéfique sur les lipides sanguins.

PROPRIÉTÉS

Plusieurs études épidémiologiques et cliniques associent une consommation régulière de fruits à écale, dont la pistache, à divers bienfaits pour la santé, principalement sur le plan cardio-vasculaire, grâce à la présence d'acides gras insaturés et de phytostérols. Les pistaches contiennent par ailleurs des vitamines et du resvératrol, un puissant antioxydant également bénéfique pour la prévention des maladies cardio-vasculaires et pour lutter contre le vieillissement.

UTILISATION

En accompagnement de salades, plats, viandes, desserts.

PRÉCAUTION

À éviter en cas d'allergie aux arachides.

POUR LA PETITE HISTOIRE...

Selon la légende, la reine de Saba décréta que les pistaches étaient un aliment exclusivement réservé à la royauté et alla jusqu'à empêcher les petites gens d'en faire pousser pour leur consommation personnelle.

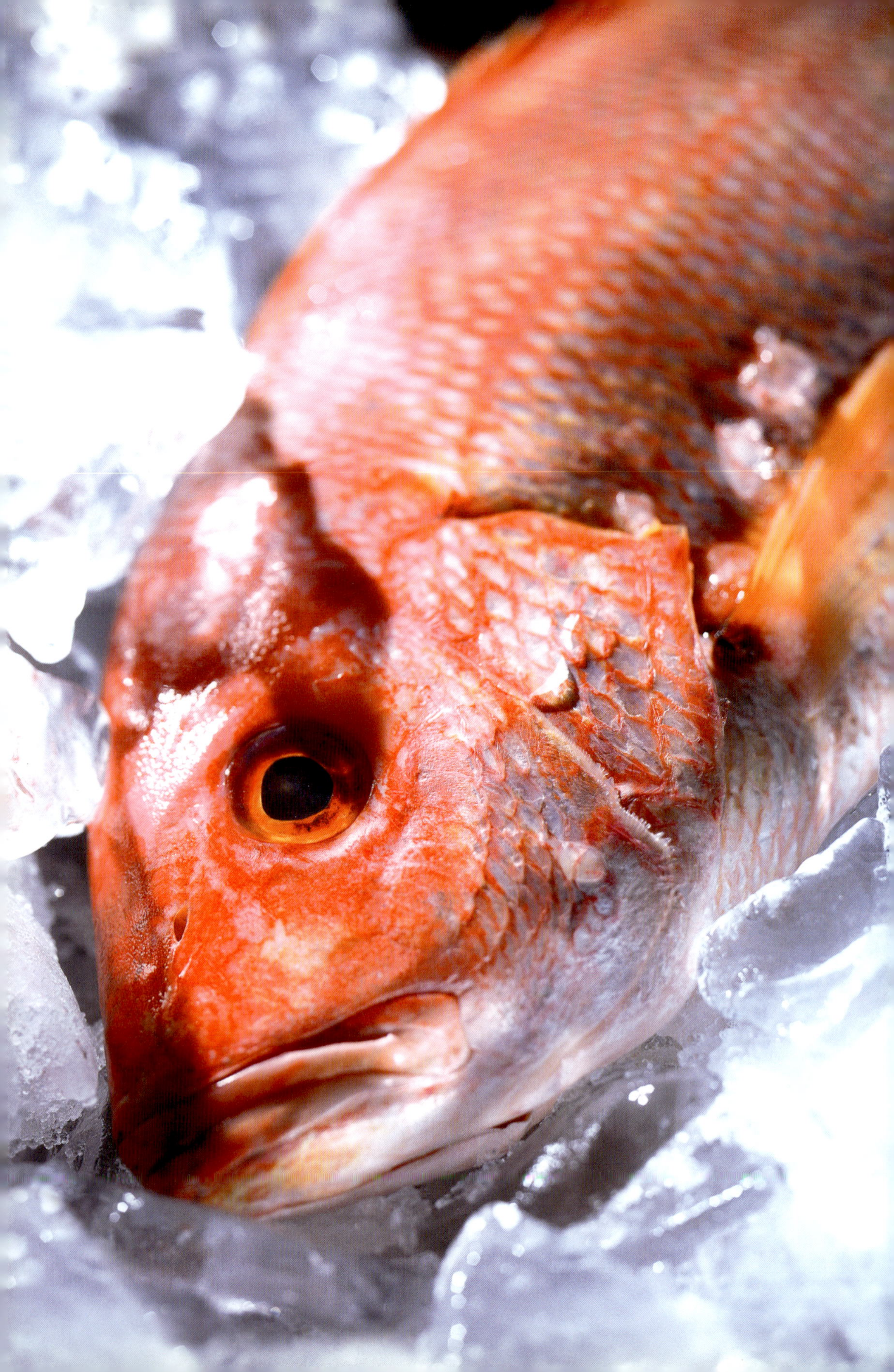

POISSON

CONVIENT À TOUS LES ÂGES.

PRINCIPE ACTIF

Les éléments nutritifs dépendent de la variété et de l'alimentation des poissons. En général, les poissons sont riches en protéines (pratiquement autant que la viande) et ils contiennent tous les acides aminés indispensables. Le poisson est également riche en vitamines des groupes A, B, D, en minéraux et oligoéléments comme le fer, le phosphore, le magnésium. Selon les espèces et la période de la pêche, les poissons contiennent des quantités plus ou moins importantes d'acides gras, dont les oméga-3. Les poissons gras ou demi-gras en contiennent 10 à 15 % de leur poids.

PROPRIÉTÉS

Les poissons gras aident à prévenir les maladies cardio-vasculaires. Ils améliorent la circulation sanguine et diminuent le risque de thrombose.
Le poisson est admis dans les régimes d'amincissement.
Il tonifie l'organisme et aide en cas de fatigue physique et intellectuelle.
Très digeste (bien plus que la viande), il convient à tous les âges.

UTILISATION

Achetez toujours du poisson très frais ou congelé. Le poisson frais se consomme rapidement, tandis qu'une fois congelé, il peut se conserver quelques mois.

Pas de contre-indication.

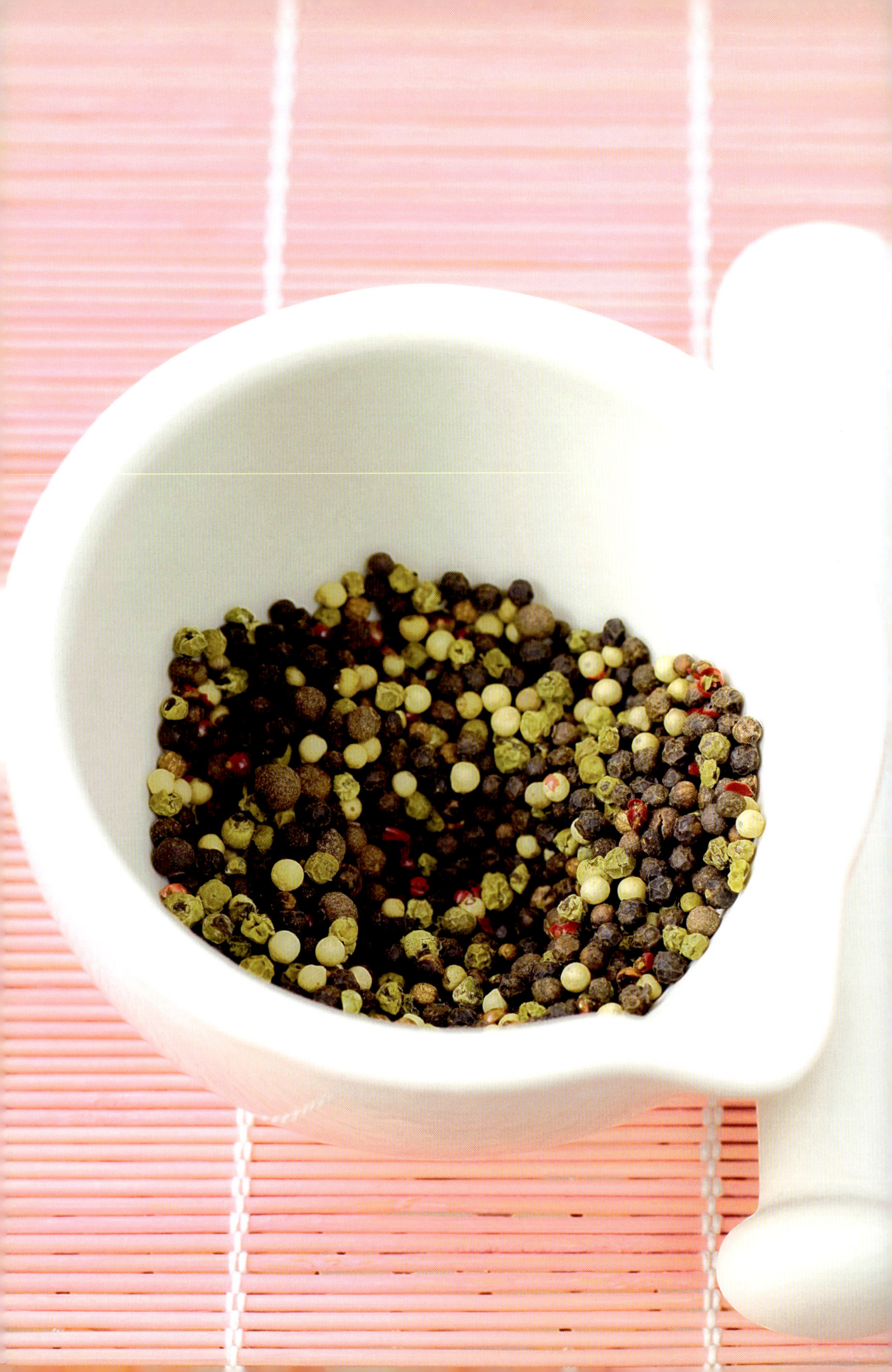

POIVRE

UN BON CICATRISANT.

PRINCIPE ACTIF

Les fruits mûrs contiennent une huile essentielle riche en terpènes aux propriétés réchauffantes, stimulantes, antalgiques et aphrodisiaques.

PROPRIÉTÉS

Les propriétés stimulantes du poivre sur les sécrétions digestives sont bien connues, mais attention : il peut devenir irritant s'il est consommé en trop grande quantité. Il aurait des effets purgatifs et pourrait également agir sur les graisses et le sucre. Il est parfois utilisé pour cicatriser rapidement les coupures légères.

UTILISATION

En assaisonnement sous forme de grains ou moulu. Existe sous forme d'huile essentielle.

Pas de contre-indication.

POUR LA PETITE HISTOIRE...

Le poivre doit sa saveur piquante à la pipéridine.

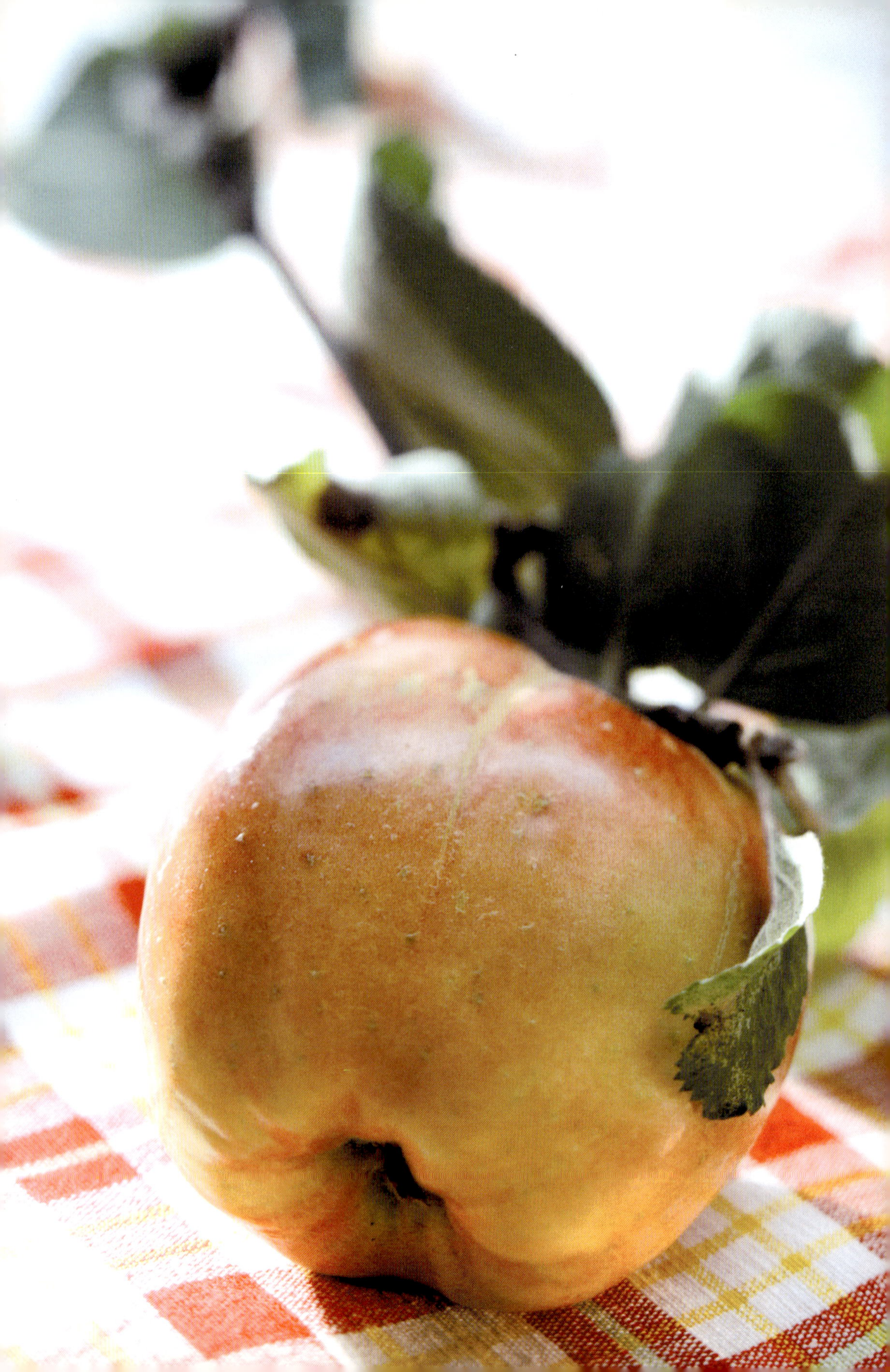

POMME

RÉGULE LE TRANSIT.

PRINCIPE ACTIF

La pomme contient environ 87 % d'eau. Elle regorge de vitamines A, B et C, elle contient de l'acide malique, des enzymes, des sucres (glucose, fructose et saccharose) et plusieurs minéraux, comme le calcium, le manganèse, le fer, l'iode, le potassium, le soufre et le phosphore.

PROPRIÉTÉS

La pomme régule le transit de l'intestin : elle est conseillée crue en cas de diarrhée et cuite en cas de constipation. La pomme est précieuse pour apaiser les douleurs en cas d'ulcère et/ou de gastrite. Elle aide à diminuer le « mauvais » cholestérol (LDL) et augmenter le « bon » (HDL). Énergétique et stimulante, elle combat la fatigue et le stress. Elle est diurétique et dépurative, favorisant l'élimination, en particulier de l'acide urique.
La pomme est l'un des rares fruits que l'on peut aisément consommer à la fin du repas, sans qu'elle provoque trop de fermentations.

PRÉCAUTION

Quelques personnes présentent une allergie aux pommes.

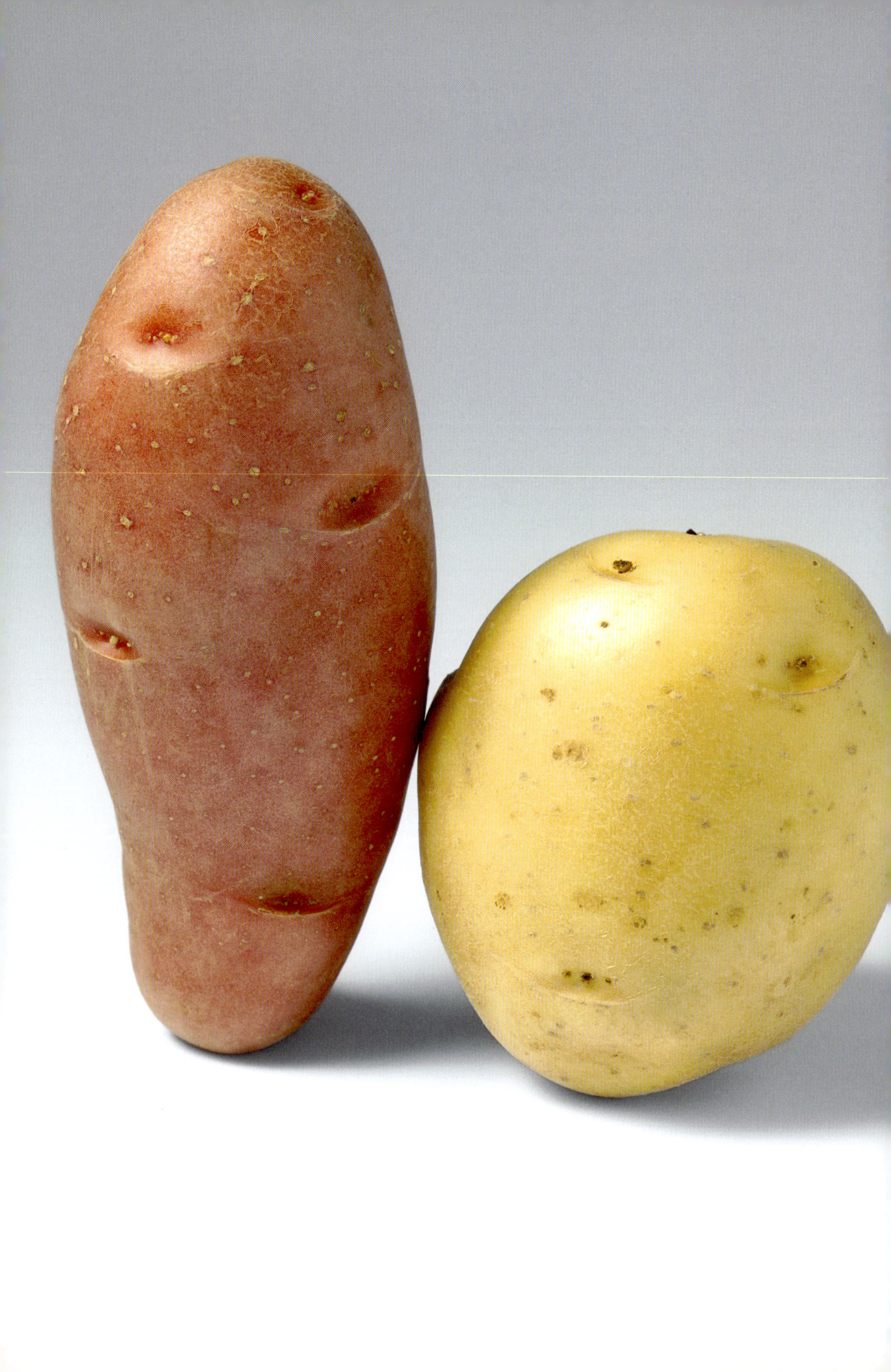

RAISIN

L' UN DES FRUITS LE PLUS CONSOMMÉ AU MONDE.

PRINCIPE ACTIF

Riche en vitamines A, B et C, en tannins, en fibres, en minéraux et en oligoéléments, comme le fer (plus important dans le raisin rouge), le potassium, le magnésium, le calcium, le phosphore, le manganèse, le raisin se consomme toujours bien mûr.

PROPRIÉTÉS

Rafraîchissant, le raisin est un bon diurétique. Laxatif, il favorise le transit intestinal et est utile en cas de constipation. Riche en nutriments, il est minéralisant. Il a le pouvoir de soulager le fonctionnement du foie. Énergétique et tonifiant, il est conseillé en cas de fatigue physique et surmenage. Il est conseillé en cas de goutte, arthritisme et rhumatisme. Il lutte contre le vieillissement cellulaire. En grandes quantités, le raisin est conseillé pour une cure de désintoxication. Il est recommandé aux enfants, aux personnes âgées, aux femmes enceintes et qui allaitent, aux convalescents et aux étudiants en période d'examen.

UTILISATION

Choisissez seulement du raisin mûr, aux grains fermes et bien colorés. Il se conserve plusieurs jours dans le bac à légumes du réfrigérateur. Le raisin peut aussi être séché, il se conserve alors plusieurs mois dans une boîte hermétiquement fermée.

PRÉCAUTION

Les personnes ayant des problèmes d'irritation intestinale doivent éliminer les pépins et éventuellement la peau du raisin.
Évitez la consommation du raisin blanc le soir, car il peut être excitant et perturber le sommeil.

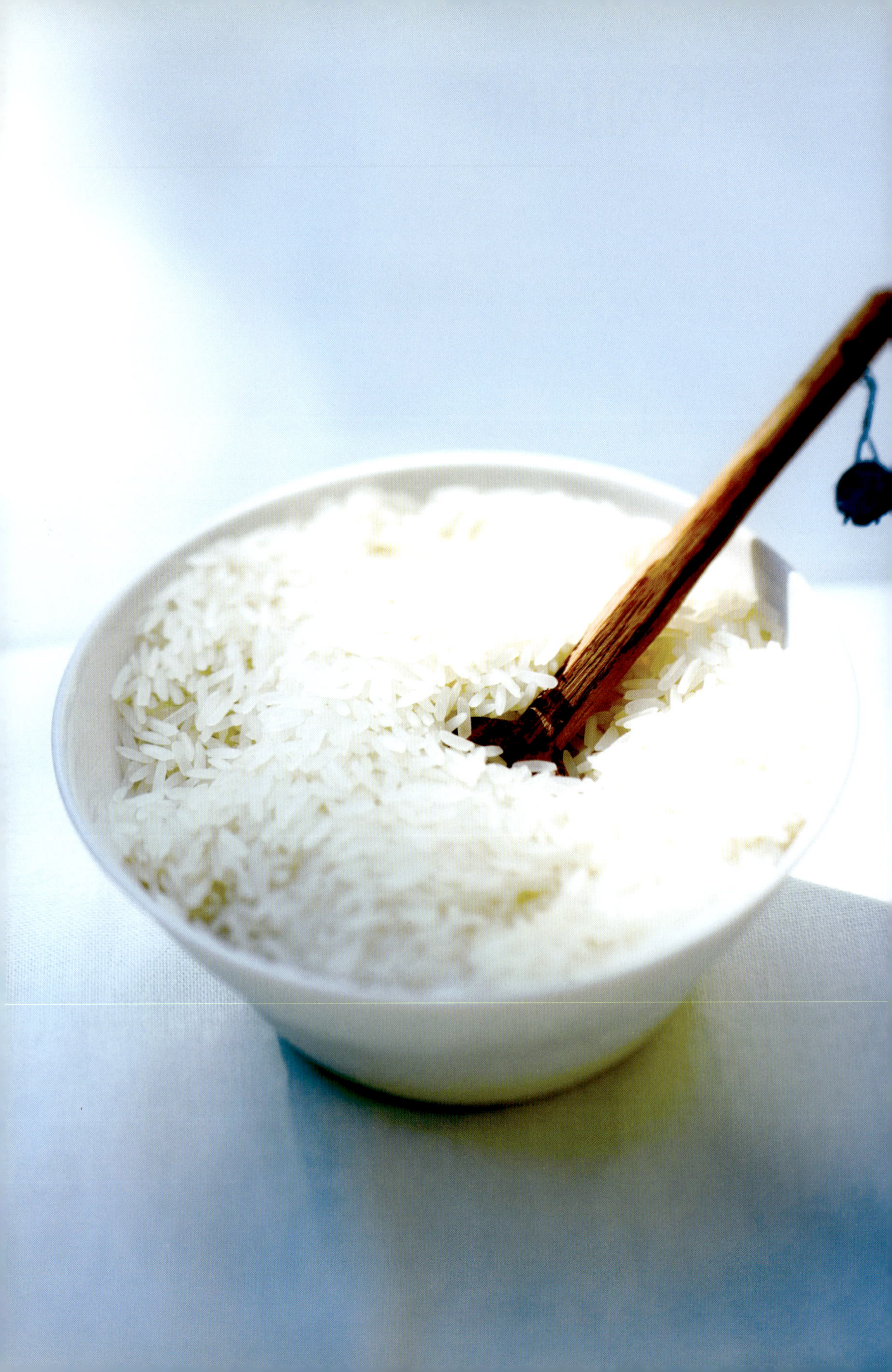

RIZ

SOURCE D'ÉNERGIE.

PRINCIPE ACTIF

Le riz complet est le plus riche, n'ayant subi aucun processus de raffinage, responsable de la perte de beaucoup de nutriments. Il est source de magnésium, de manganèse, de sélénium, de fibres, de vitamines B, E. Toutes les variétés de riz sont dépourvues de gluten.

PROPRIÉTÉS

Le riz complet donne de l'énergie pendant la journée.
Il favorise le transit intestinal et combat la constipation.
Il aurait le pouvoir de diminuer le « mauvais » cholestérol, et ferait partie des aliments capables de lutter contre le cancer.
Le riz blanc et son eau de cuisson combattent la diarrhée.
Le riz convient aux personnes souffrant de la maladie cœliaque.

UTILISATION

Différentes sortes de riz sont disponibles dans le commerce, parmi lesquelles le basmati, le riz complet, l'arborio, le riz rouge, le riz sauvage…
Le riz se conserve plusieurs mois dans un endroit sec, hermétiquement fermé, à l'abri de la lumière.
Il existe dans le commerce plusieurs aliments dérivés du riz : la boisson de riz (communément appelé « lait » de riz), les galettes de riz soufflé, la farine de riz (alternative à celle de blé en cas d'intolérance au gluten), les nouilles de riz, l'huile de riz.

Pas de contre-indication.

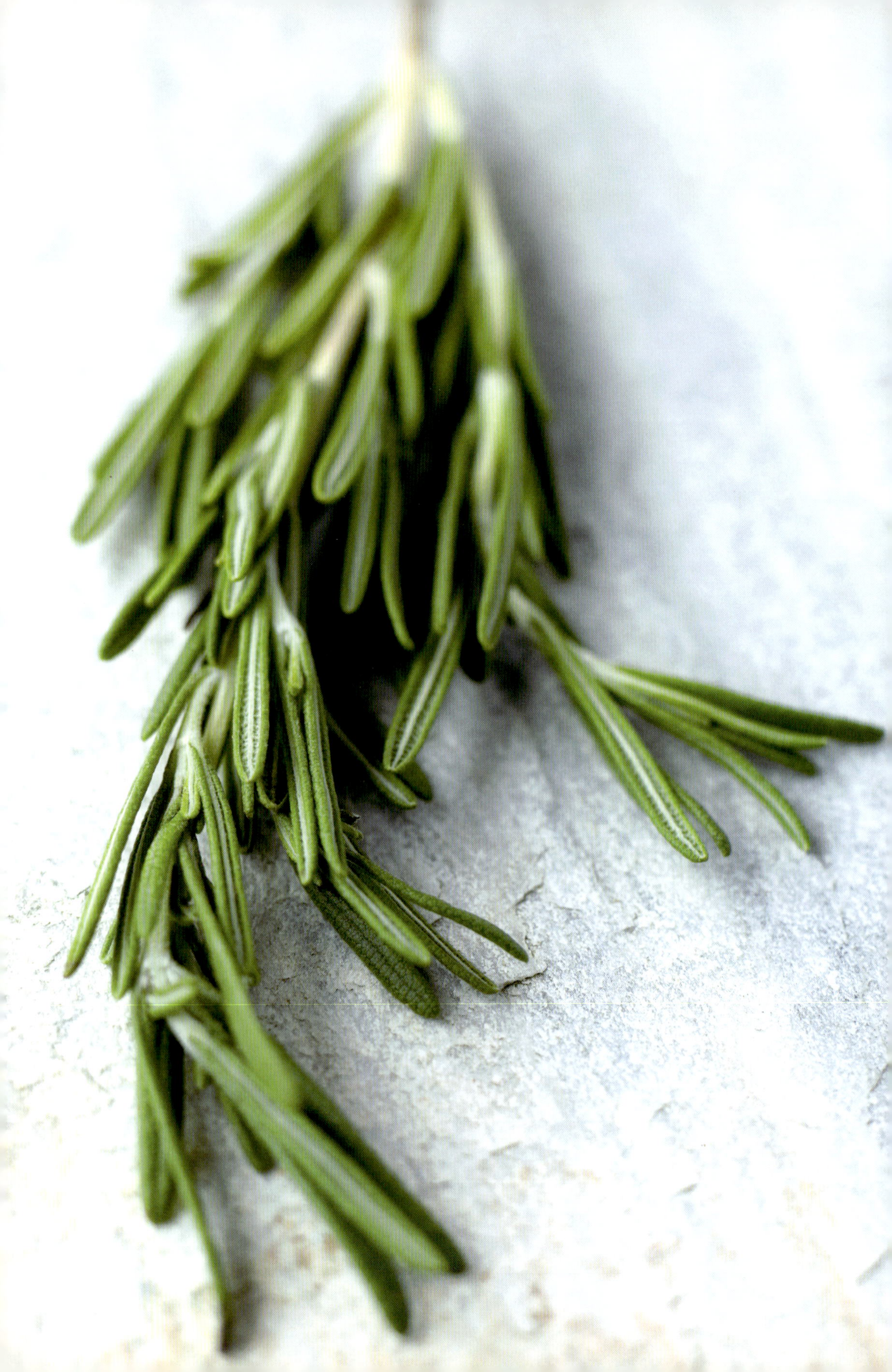

ROMARIN

BON POUR LE FOIE.

PRINCIPE ACTIF

Il regorge de flavonoïdes.

PROPRIÉTÉS

Le romarin est un allié hors pair pour tous ceux qui souffrent de problèmes hépatiques et gastro-intestinaux. Il agit au niveau de la vésicule biliaire, augmente la sécrétion de bile et facilite son évacuation dans l'intestin. Il est recommandé pour les rhumatismes, la fatigue, les vertiges et les troubles nerveux en général. Le romarin est d'ailleurs présent dans presque toutes les tisanes « antidéprime » : pour mieux dormir, bien se réveiller, être de bonne humeur, etc.

UTILISATION

En herbe aromatique pour accompagner viandes et poissons, et en infusion (2 g de romarin séché pour 150 ml d'eau). Le romarin existe sous forme d'extrait liquide.

Pas de contre-indication.

POUR LA PETITE HISTOIRE...

Les Grecs l'utilisaient pour renforcer la mémoire et stimuler l'intellect. Un effet constaté par deux études préliminaires réalisées sur des sujets exposés à la diffusion d'huile essentielle de romarin.

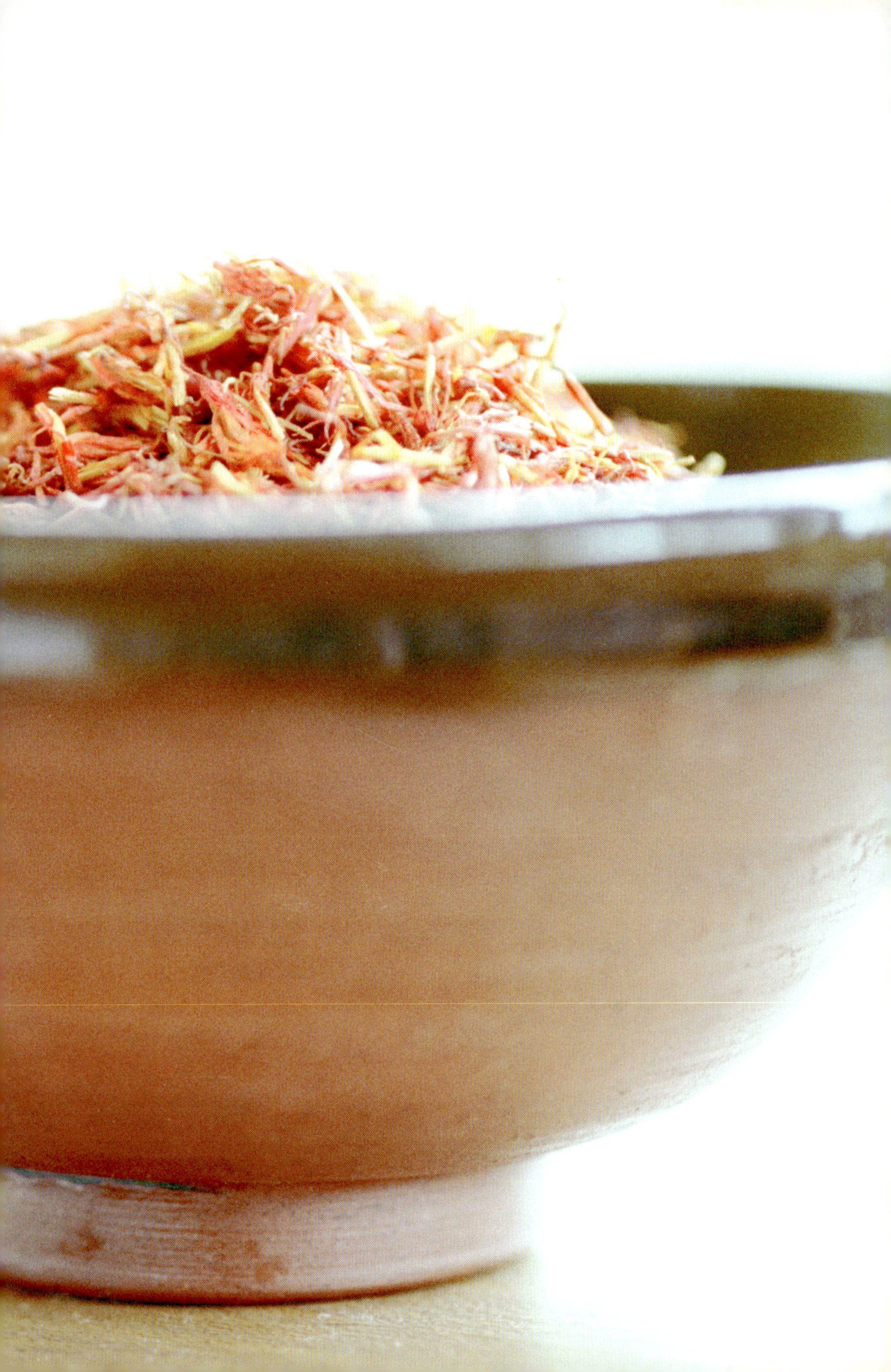

SAFRAN

L' OR JAUNE.

PRINCIPE ACTIF

Le safran renferme du safranal, une huile volatile à l'origine de son arôme, et contient des caroténoïdes, dont la crocine qui lui donne sa couleur jaune orangé.

PROPRIÉTÉS

Le safran est l'un des végétaux les plus riches en riboflavine, ou vitamine B, une vitamine hydrosoluble nécessaire au bon fonctionnement du système nerveux. Le safranal est doté de vertus stimulantes qui en font un bon antidépresseur. Outre la crocine, qui donne une tonalité jaune-or aux plats, un autre caroténoïde, la picrocrocine, joue un rôle protecteur contre les radicaux libres. Le safran est reconnu pour faciliter la digestion.

UTILISATION

Il se présente sous forme de poudre ou de fibres et entre dans la composition de nombreuses spécialités culinaires.

Pas de contre-indication.

POUR LA PETITE HISTOIRE...

La poudre de safran est obtenue en récoltant et en séchant les étamines du *Crocus sativus* cueillies à la main. Il faut environ 200 000 stigmates pour obtenir un kilogramme du précieux or pourpre et 5 kg d'étamines fraîches pour obtenir un kilogramme de safran séché.

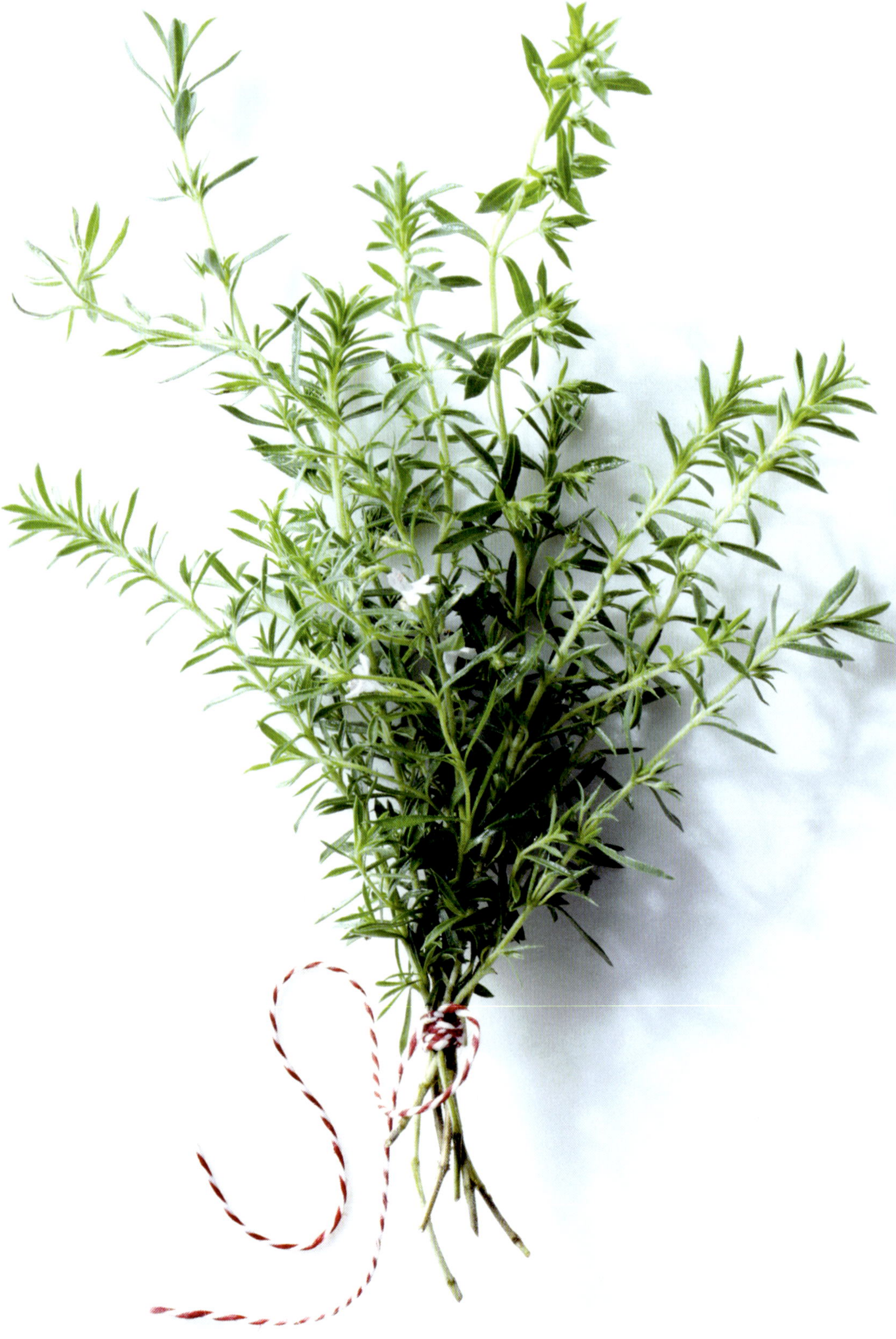

SARRIETTE

L' HERBE À DIGÉRER.

PRINCIPE ACTIF

À l'instar des fines herbes, la sarriette est une source d'antioxydants et de nutriments (fer, manganèse, calcium, magnésium et vitamine B6).

PROPRIÉTÉS

Les antioxydants en font une alliée pour la prévention des maladies cardio-vasculaires et celles liées au vieillissement. À partir d'extraits ou d'huile essentielle de sarriette, on a pu observer également des effets antifongique, antibactérien, anti-inflammatoire, antidouleur, antispasmodique et antidiarrhéique.

UTILISATION

En assaisonnement pour l'usage alimentaire. En gouttes, par voie orale, sous forme d'huile essentielle.

PRÉCAUTION

Demander l'avis du médecin en cas de traitement anticoagulant. Ne pas employer l'huile essentielle pure.

POUR LA PETITE HISTOIRE...

Les feuilles sont utilisées depuis l'Antiquité, pour relever les grillades mais aussi pour aider à la digestion et éviter les ballonnements et les gaz. Les Romains la tenaient pour une herbe aphrodisiaque, ce qui lui a valu son nom d'herbe à satyre.

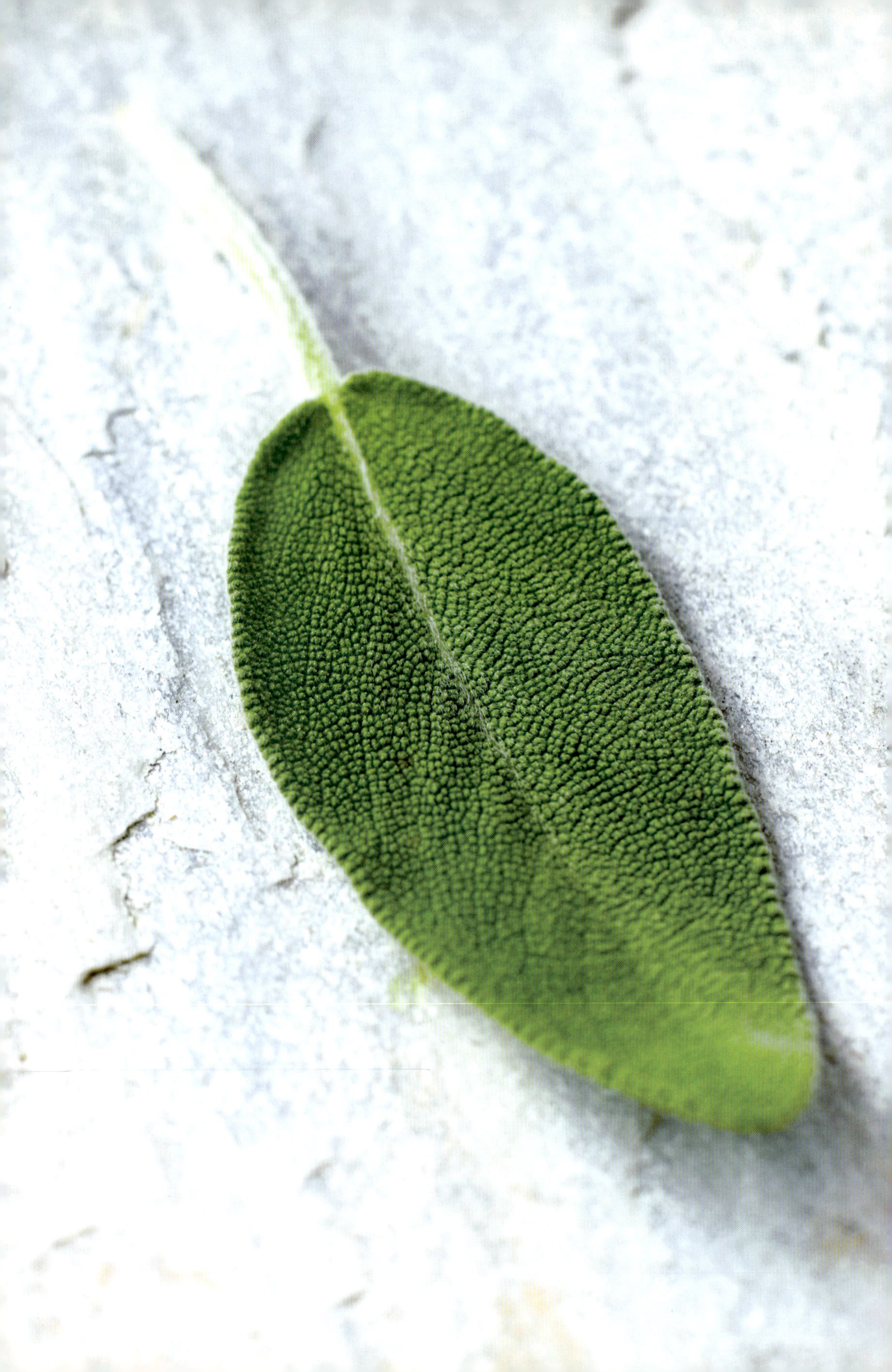

SAUGE

SOUVERAINE AVEC DU MIEL.

PRINCIPE ACTIF

La sauge renferme une huile essentielle riche en œstrogènes, en flavonoïdes et en tanins.

PROPRIÉTÉS

La sauge exerce une action désintoxicante sur le foie et les reins. Elle est antidiarrhéique et facilite les menstruations. Dans le cadre de la préménopause, elle régularise les cycles et diminue les bouffées de chaleur. Elle a également la propriété de déclencher la transpiration ; c'est pourquoi on la recommande en cas de grippe et de fièvres. Une infusion quotidienne de sauge, édulcorée avec du miel, serait souveraine pour soulager considérablement les asthmatiques.

UTILISATION

Peut s'employer comme condiment dans les ragoûts, les sauces, les charcuteries. En infusion : 30 g de sauge sèche pour un litre d'eau. Laisser infuser un quart d'heure.

Pas de contre-indication.

POUR LA PETITE HISTOIRE...

La sauge était la *salvia salvatrix* des Latins, le végétal qui sauve et qui guérit, aux pouvoirs immortalisés dans l'aphorisme de la célèbre École de Salerne : *Cur moriatur homo, cui Salvia crescit in horto ?* (« Pourquoi l'homme meurt-il quand la sauge pousse dans son jardin ? ») D'ailleurs, le nom latin de la sauge, *salvia*, signifie « santé ».

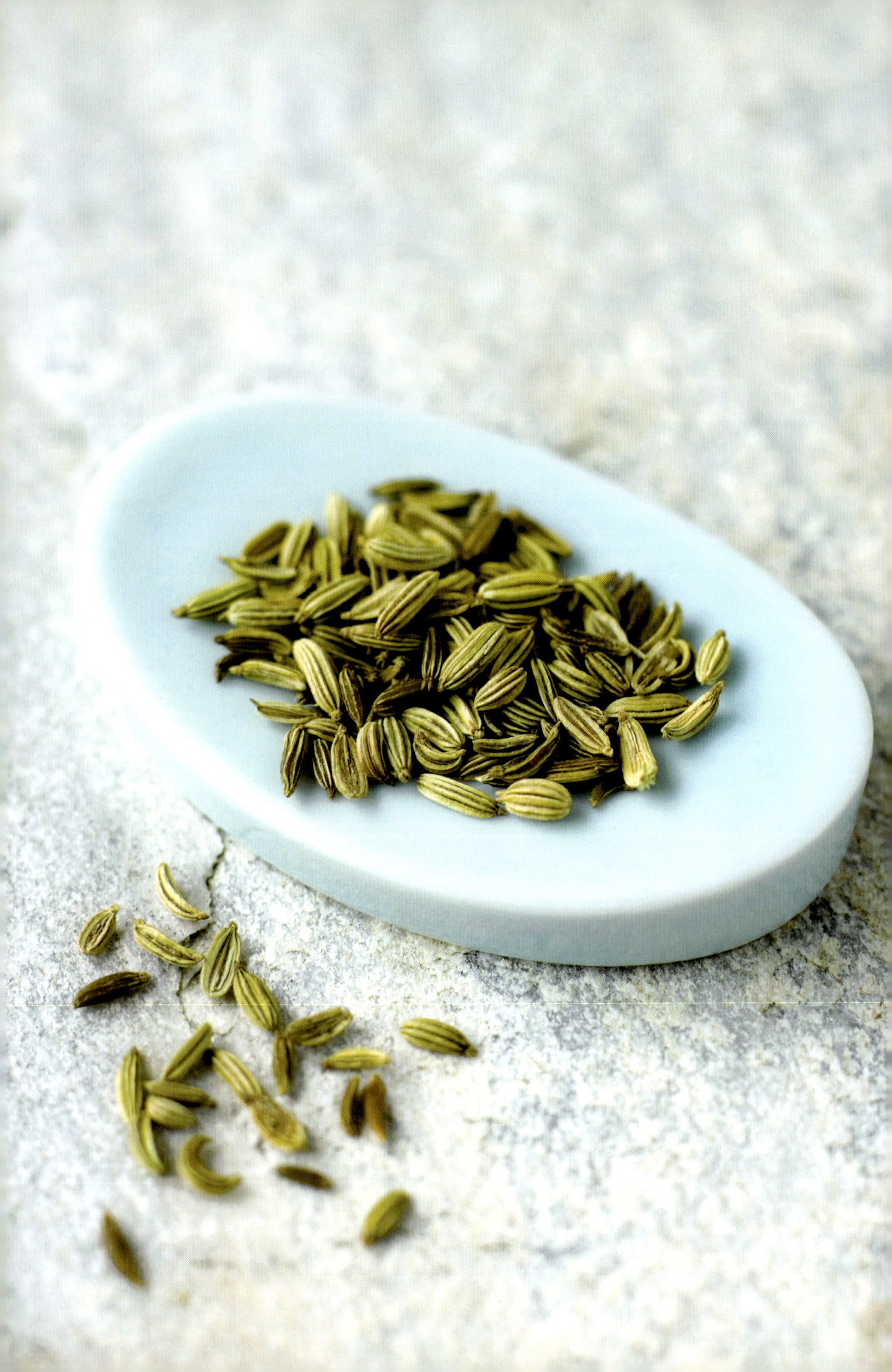

SÉSAME

DE PRÉCIEUSES PETITES GRAINES.

PRINCIPE ACTIF

La graine de sésame est un concentré de protéines, de minéraux et d'oligoéléments précieux. La lécithine, un composé phosphoré, est d'une grande valeur pour le système nerveux, les glandes endocrines et la fonction sexuelle.

PROPRIÉTÉS

C'est d'abord un puissant reminéralisant. La présence de sésamol lui confère également des propriétés antioxydantes et digestives. La graine de sésame compte parmi les aliments qui contiennent le plus de phytostérols, bénéfiques pour la santé cardio-vasculaire, car ils réduisent le taux de cholestérol LDL (ou « mauvais » cholestérol). Des études sont en cours pour son utilisation en gériatrie et pour ses actions sur le système nerveux central, comme anxiolytique et antistress.

UTILISATION

En assaisonnement sous forme de graines, ou sous forme d'huile.

PRÉCAUTION

À éviter en cas d'allergie.

POUR LA PETITE HISTOIRE...

En Inde, les graines de sésame sont le symbole de l'immortalité.

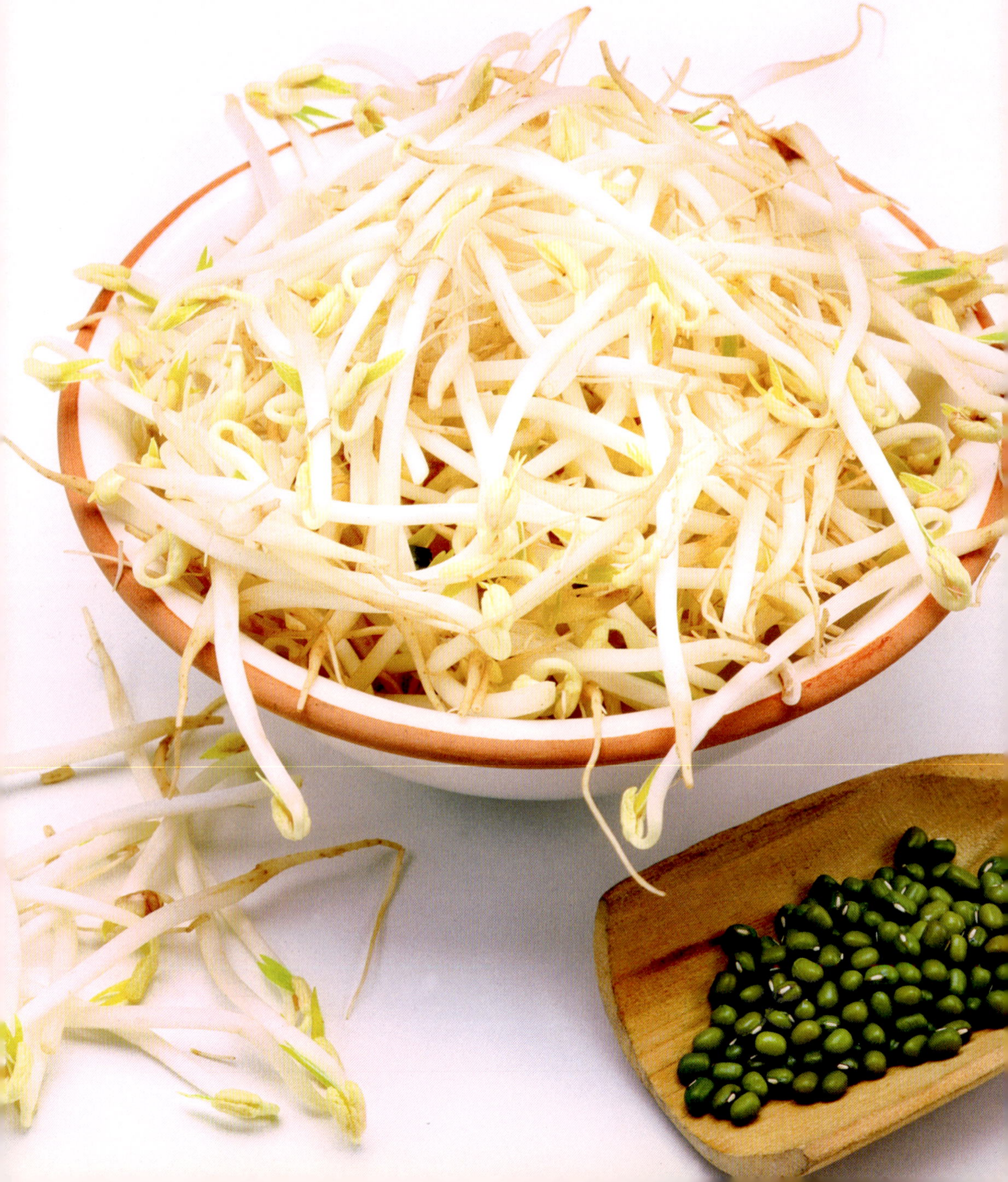

SOJA

UNE LÉGUMINEUSE PLEINE DE VERTUS !

PRINCIPE ACTIF

Riche en protéines végétales (environ 37 % de son poids), le soja contient des fibres, des acides gras insaturés, des vitamines du groupe B, des minéraux et des oligoéléments, comme le calcium, le magnésium, le fer, le manganèse, le zinc, le cuivre, le sélénium et le phosphore. Le soja renferme des isoflavones qui ont un rôle semblable à celui des œstrogènes, on dit donc que le soja contient des phytoœstrogènes. C'est aussi une source de lécithine, que l'on trouve dans les cellules du cerveau.

PROPRIÉTÉS

Le soja peut réduire le risque de maladies cardio-vasculaires.
Il permet de diminuer le taux du « mauvais » cholestérol.
Il est efficace pour lutter contre les désagréments liés à la ménopause. Il fait partie des aliments capables de combattre le cancer, en particuliers celui du sein. Il a une action positive sur la tension artérielle. Grâce à la quantité de fibres, il favorise le transit intestinal et prévient la constipation. Il prévient la fatigue mentale. Il stimule le système immunitaire.

UTILISATION

Le soja se décline en une multitude de produits : graines, pousses, « lait », farine, crème de cuisine, tofu, pâtes, glaces…

PRÉCAUTION

Quelques sujets sont allergiques au soja.
Attention, le soja subit d'importantes transformations sur le plan génétique. C'est l'un des produits les plus impliqués dans la polémique concernant les OGM. Assurez-vous qu'il est de provenance biologique ou qu'il porte la mention « sans OGM ».

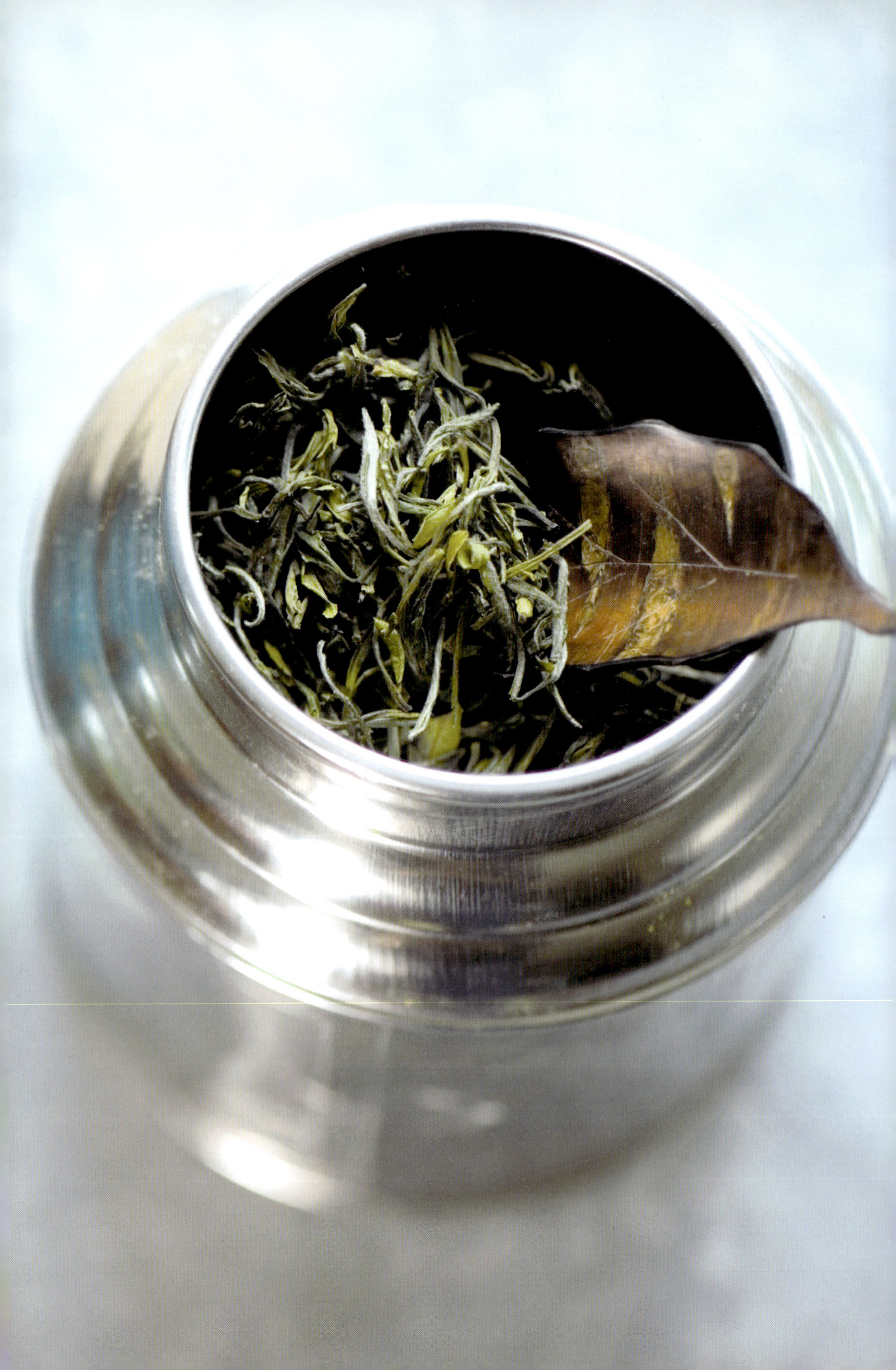

THÉ

À VOLONTÉ.

PRINCIPE ACTIF

Il contient de la caféine, des polyphénols, des protéines et des minéraux.

PROPRIÉTÉS

Le thé aide à lutter contre les radicaux libres responsables du vieillissement et de la quasi-totalité des maladies liées à l'âge (cardio-vasculaires, cancers, cataracte, arthrose, Parkinson et Alzheimer). Il a une action anti-inflammatoire, agit sur l'éveil, l'attention et la concentration, il stimule la combustion des graisses du tissu adipeux.
On peut en boire autant qu'on veut car il n'apporte aucune calorie.

UTILISATION

Le thé est presque la boisson universelle, à boire pendant ou entre les repas. Laisser infuser au moins 5 minutes. Il peut accompagner les préparations culinaires.

PRÉCAUTION

Il faut éviter de boire du thé si l'on manque de fer.

POUR LA PETITE HISTOIRE...

Il existe des tas de légendes autour du thé : la plus connue se situe en 2374 av. J.-C. ; le souverain régnant, Chen-nung, aurait mis de l'eau à bouillir pour se désaltérer, à l'ombre d'un arbuste. Sous l'effet d'un vent léger, quelques feuilles sèches tombèrent dans l'eau chaude. Goûtant l'eau, il fut étonné par la saveur et l'arôme qu'elle avait acquis.

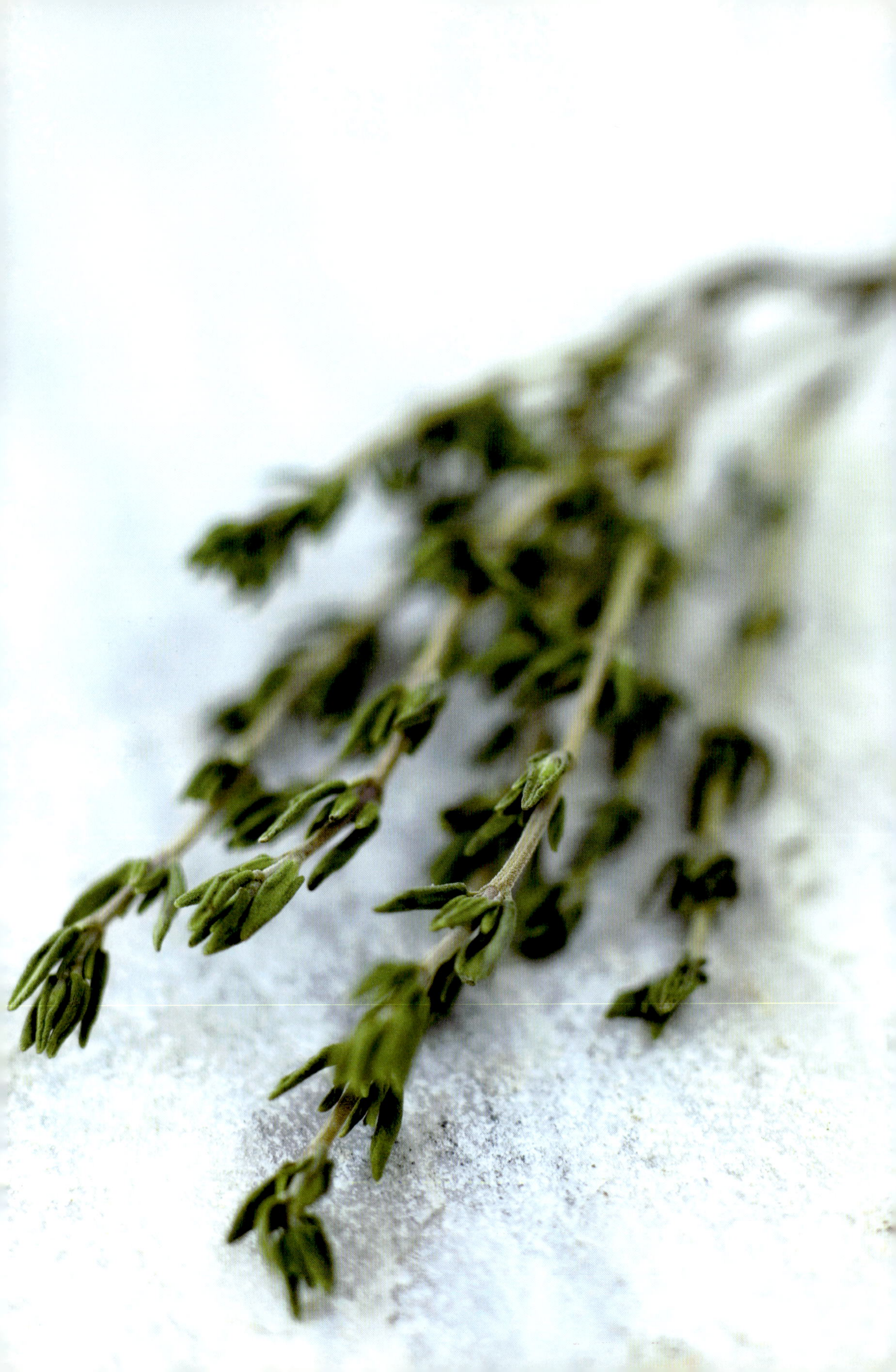

THYM

UN INCONTOURNABLE DE LA CUISINE PROVENÇALE.

PRINCIPE ACTIF

Le thym renferme une huile essentielle à base de thymol, ainsi que des flavonoïdes et des tanins.

PROPRIÉTÉS

Le thym compte parmi les plantes les plus recommandées par la Commission européenne contre la toux et l'inflammation des voies respiratoires supérieures. C'est un bon désinfectant et un antiseptique. L'OMS en fait mention pour traiter la dyspepsie et d'autres troubles gastro-intestinaux. Des recherches sur des animaux ont permis d'observer une activité antioxydante, antiplaquettaire et relaxante. Le thym aurait enfin des vertus antifongiques.

UTILISATION

Frais ou séché pour aromatiser des plats.
En infusion pour la toux : 10 g de thym séché par litre d'eau, laisser infuser 5 minutes. Boire 250 à 500 ml par jour.
Existe sous forme d'huile essentielle.

PRÉCAUTION

Tenir compte de la présence de vitamine K. On relève des allergies au thym.

POUR LA PETITE HISTOIRE...

Les Romains en emplissaient leur couche pour jouir d'un meilleur sommeil. La coutume qui veut qu'une branche de thym glissée sous l'oreiller permette de s'endormir perdure encore.

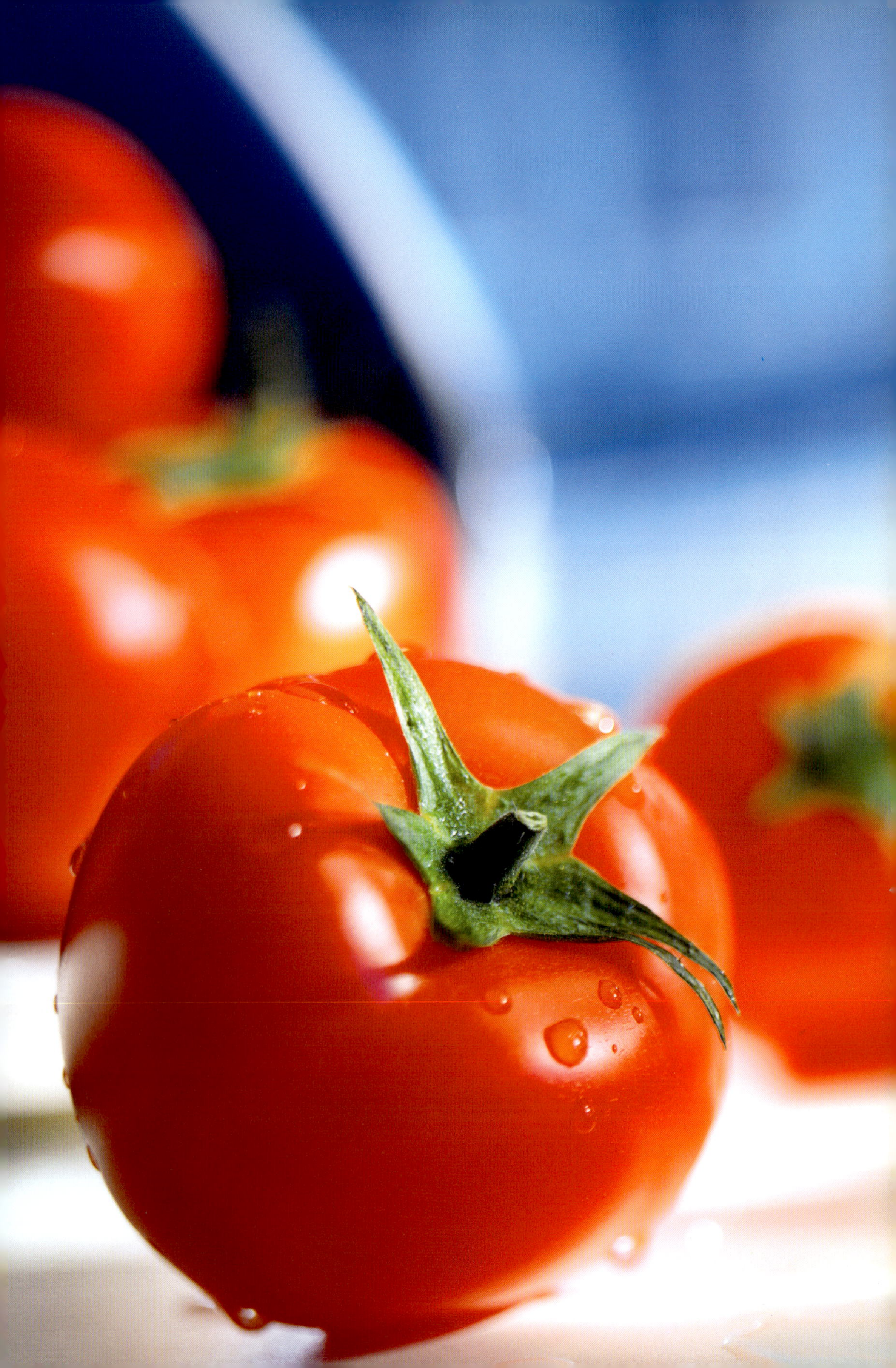

TOMATE

COMBAT LE VIEILLISSEMENT CELLULAIRE.

PRINCIPE ACTIF

La tomate contient des lycopènes, des puissants antioxydants qui sont des alliés dans la prévention des troubles prostatiques. Elle renferme aussi des fibres, d'autres antioxydants, des vitamines C et E, du bêta-carotène, des minéraux et des oligoéléments, comme le potassium, le magnésium, le calcium.

PROPRIÉTÉS

La tomate ferait partie des végétaux ayant la capacité de combattre la formation du cancer.
Elle prévient les maladies cardio-vasculaires et la formation de caillots dans le sang.
Elle aide à combattre le « mauvais » cholestérol.
Elle est bénéfique pour la prostate.
Elle stimule les sécrétions digestives.

UTILISATION

Choisissez les tomates mûres mais fermes, de couleur uniforme et bien parfumées. Elles se conservent de préférence à température ambiante pendant quelques jours. Au réfrigérateur, elles se conservent plus longtemps, mais elles perdent un peu de leur saveur.
Les tomates s'achètent aussi en conserves – entières, concassées, en coulis, en concentré – ou séchées.

PRÉCAUTION

Elle peut provoquer des allergies ou être mal tolérée. Ses pépins peuvent irriter certains organismes.

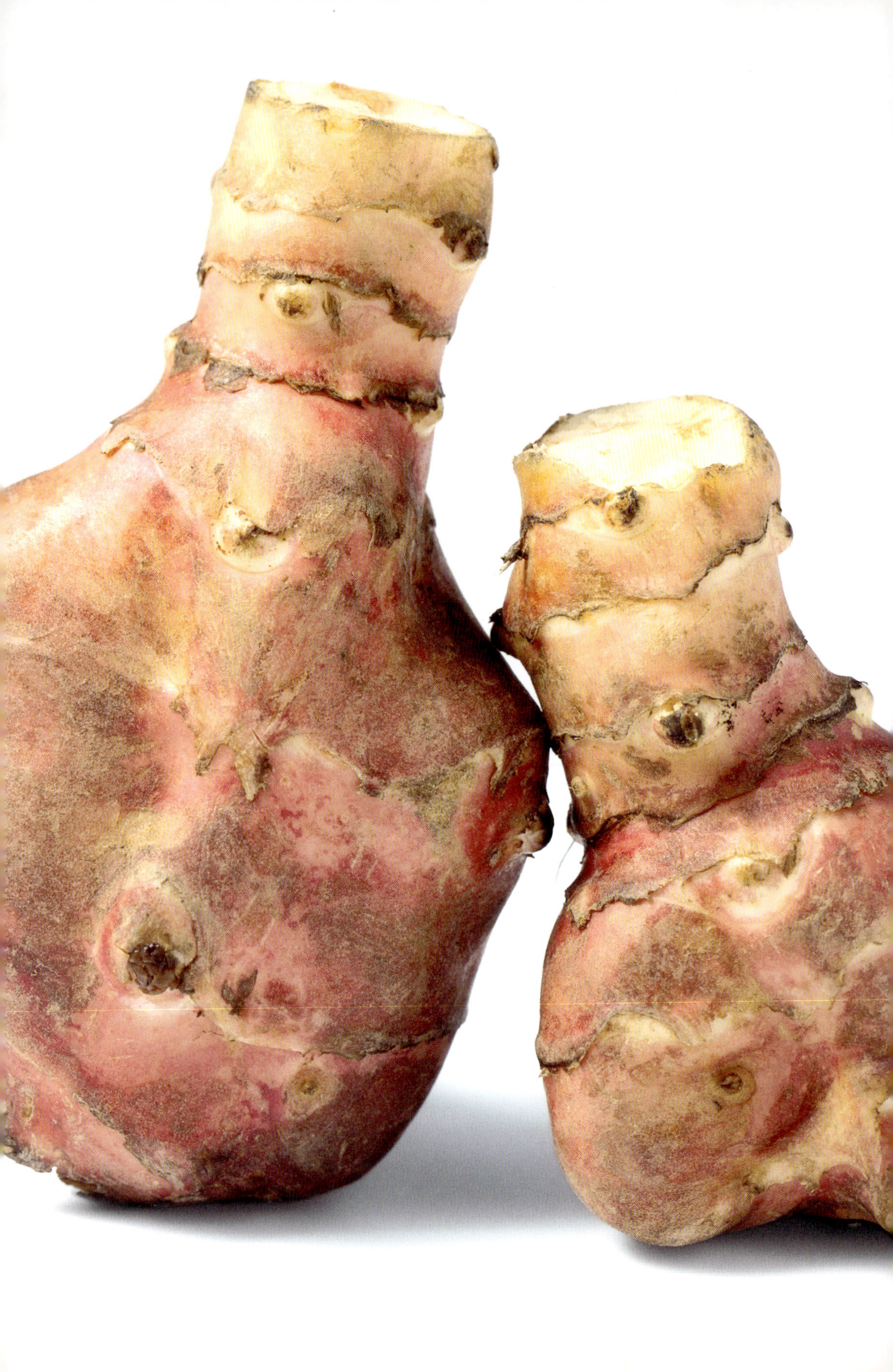

TOPINAMBOUR

AU GOÛT DÉLICAT ET SUCRÉ.

PRINCIPE ACTIF

Le topinambour est riche en calcium, en potassium, en magnésium, en fer, en inuline (une sorte de sucre), en fibres et en vitamines A et C.

PROPRIÉTÉS

Le topinambour régularise les fonctions intestinales.
Il favorise le sommeil.
Il est conseillé en cas de digestion lente.
Il aide à maintenir le taux de cholestérol et de triglycérides.

UTILISATION

La peau du topinambour a tendance à se flétrir à l'air. Conservez-le donc dans le bac à légumes du réfrigérateur pendant quelques jours.
Avant de l'utiliser, pelez-le comme une pomme de terre ou brossez-le après l'avoir bien lavé.

Pas de contre-indication.

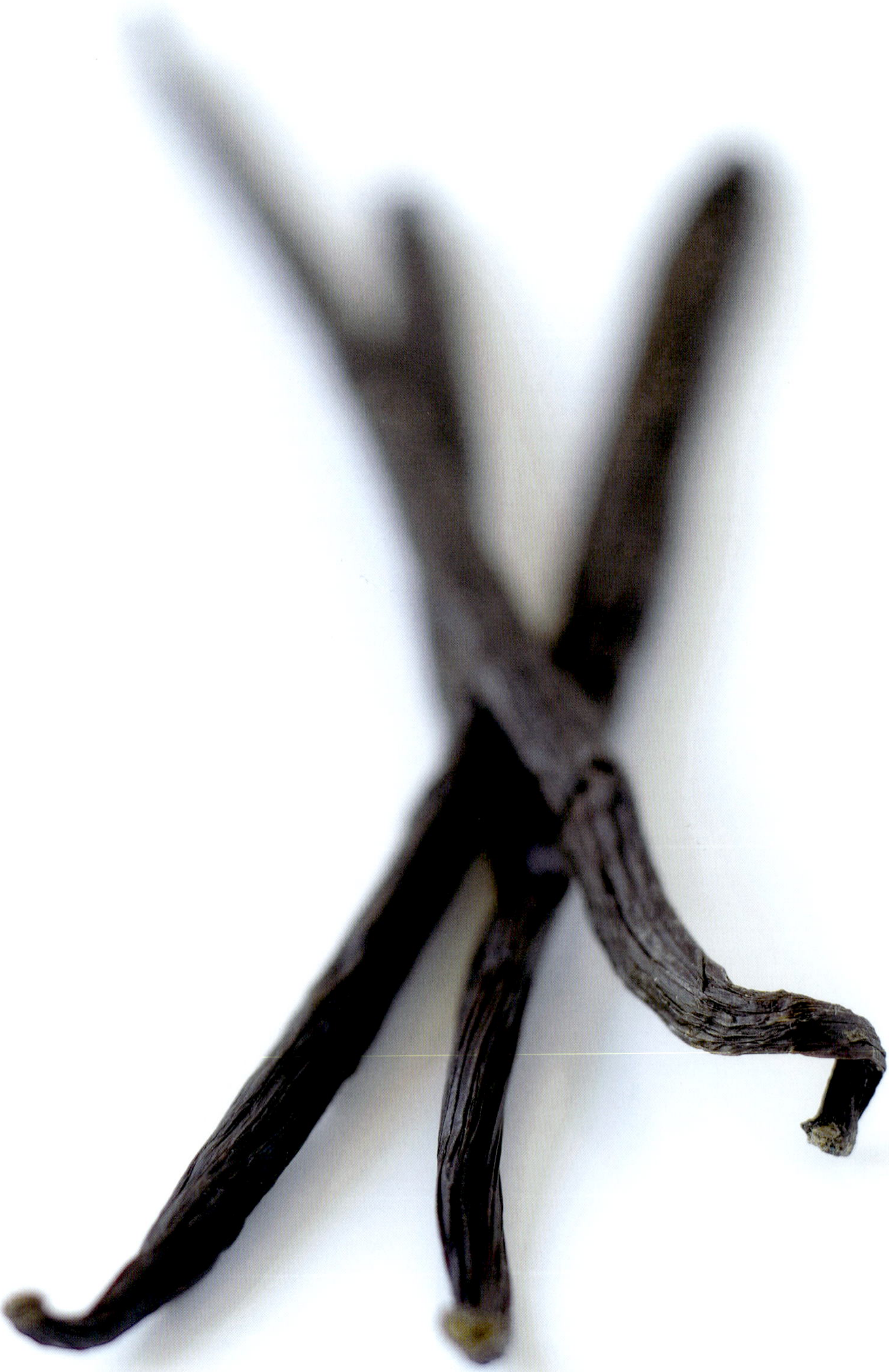

VANILLE

APHRODISIAQUE RÉPUTÉ.

PRINCIPE ACTIF

La vanilline donne l'arôme et les propriétés diverses à la vanille.

PROPRIÉTÉS

La vanille est mondialement réputée pour ses propriétés aphrodisiaques. Elle est efficace pour lutter contre le stress et les petits coups de blues. On lui prête aussi des qualités antiseptiques. Plus inédit : elle pourrait avoir un effet pour lutter contre le surpoids ; des patchs à la vanille, à poser sur le dos de la main, sont actuellement en phase test.

UTILISATION

En gousse, en extrait liquide ou en poudre pour aromatiser les plats. Entre dans la composition de nombreuses infusions.

Pas de contre-indication.

POUR LA PETITE HISTOIRE...

Dans certaines contrées d'Amérique du Sud, les hommes font macérer quelques gousses de vanille dans de l'alcool blanc pendant près d'un mois… et prétendent qu'avec 15 gouttes de cette préparation chaque jour, ils ont une forme… exceptionnelle.

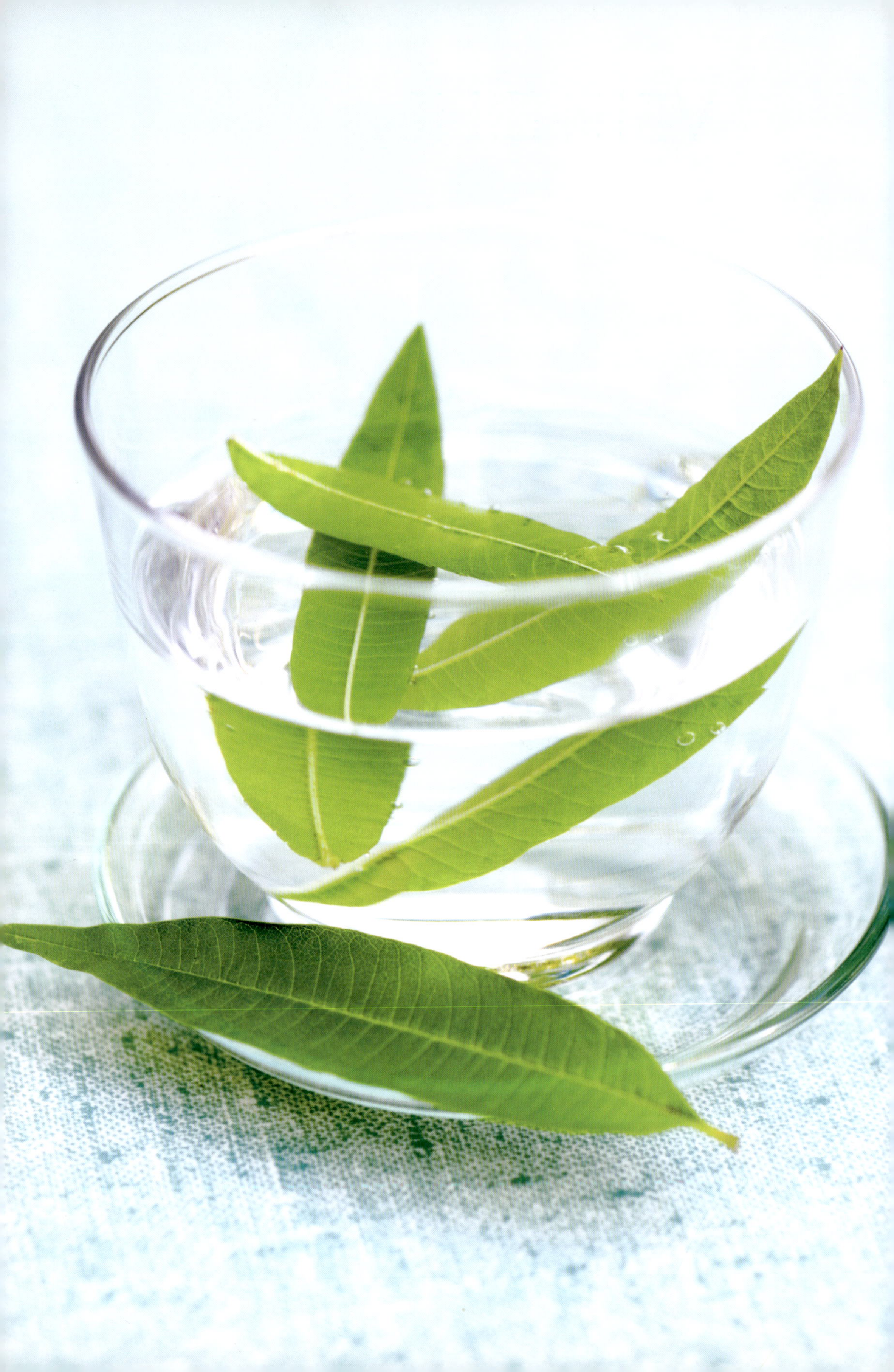

VERVEINE

HERBE SACRÉE CHEZ LES ROMAINS.

PRINCIPE ACTIF

Le plus important est la verbénaline. On y trouve également des tanins, des mucilages, de la saponine et des quinones.

PROPRIÉTÉS

La plante doit à la verbénaline ses propriétés antinévralgiques, et aux autres composés de nettoyer l'organisme, faire « tomber » fièvre et les symptômes inflammatoires. Elle est tonique, antispasmodique (utile contre la nervosité, la toux, l'insomnie, les angoisses).

UTILISATION

En infusion classique à raison de deux à trois tasses par jour pour ses propriétés sédatives. C'est aussi un excellent remède pour les maux d'yeux. Mettre à bouillir ses feuilles dans du vinaigre, à raison de deux poignées de verveine pour un litre de vinaigre : mettre un linge à tremper et l'appliquer comme une compresse sur les côtés, les reins ou le front pour les maux de tête.
En gargarismes (inflammations de la bouche) ou en compresses, elle sera utilisée pour calmer les plaies, contusions et ganglions, les éruptions et les hématomes.

Pas de contre-indication.

POUR LA PETITE HISTOIRE...

Dans la Gaule antique, les druides lui accordaient la propriété de guérir toutes les maladies, de détruire les maléfices, d'inspirer la gaieté.

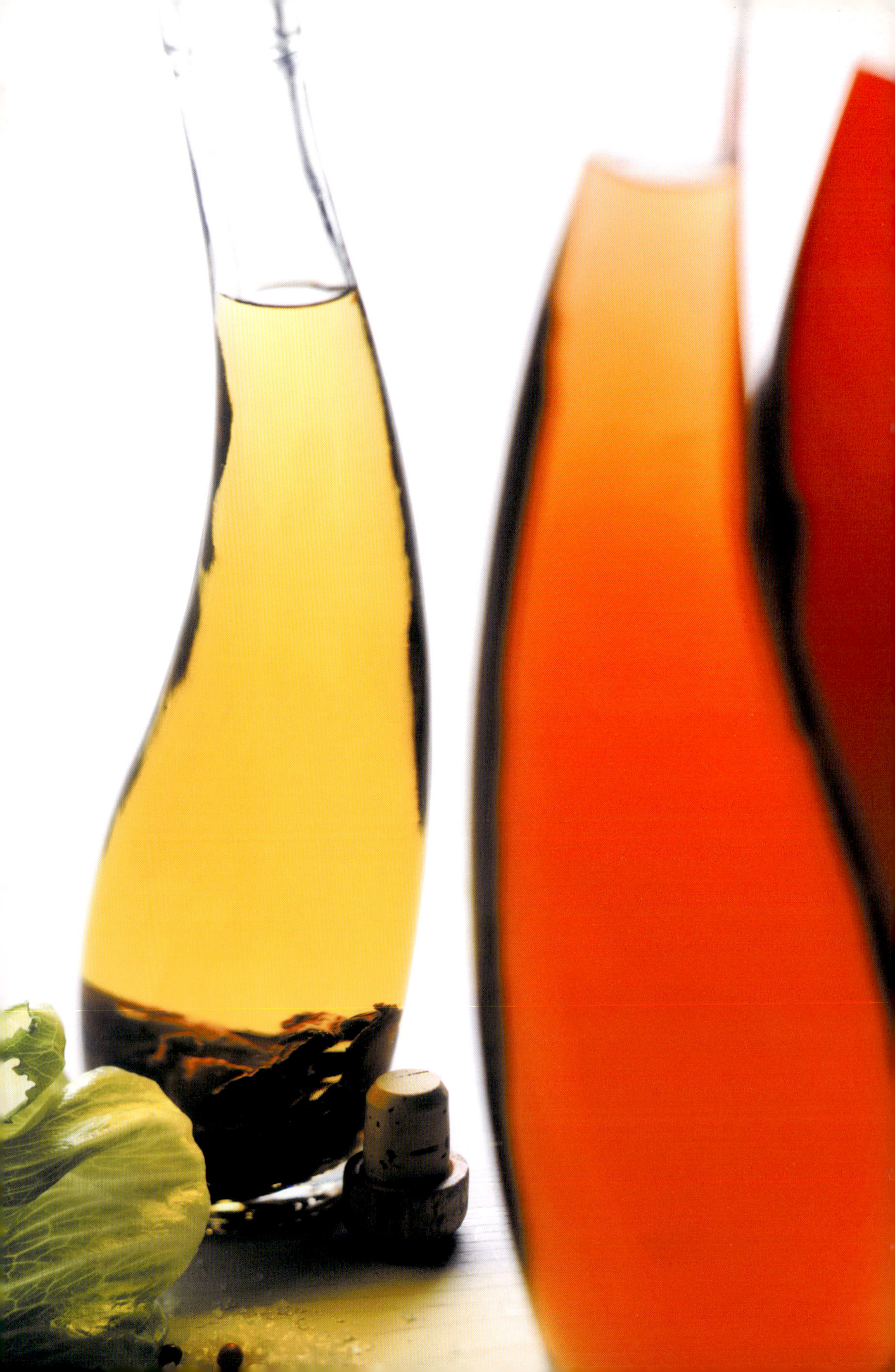

VINAIGRE DE CIDRE

L' ÉLIXIR DE JEUNESSE.

PRINCIPE ACTIF

Le vinaigre de cidre est très riche en minéraux et en oligoéléments, comme le potassium, le phosphore, le fer, le fluor, le calcium, le magnésium, ainsi qu'en vitamines A, B et D, en enzymes et acides aminés.

PROPRIÉTÉS

Le vinaigre de cidre favorise l'élimination des toxines.
Antioxydant, il contraste le vieillissement cellulaire.
Fortifiant, il combat la fatigue.
Bactéricide, il aide en cas de fièvre, de rhume et de maladie de refroidissement.
En prévention, une consommation régulière permet de conserver un bon état de santé.
Riche en minéraux, il est minéralisant et aide en cas d'arthrite et de rhumatismes.
Consommé le soir, il favorise le sommeil.
Il combat l'obésité.
En application externe, il fait briller les cheveux ; dilué dans l'eau, il resserre les pores de la peau.

UTILISATION

Sa couleur ressemble à celle du miel ; son goût est fort mais pas trop. Pour qu'un vinaigre de cidre soit biologique, le cidre doit être issu de l'agriculture biologique. La mention indiquant que le vinaigre est fabriqué selon des procédés biologiques ne garantit pas un vinaigre biologique.

Pas de contre-indication.

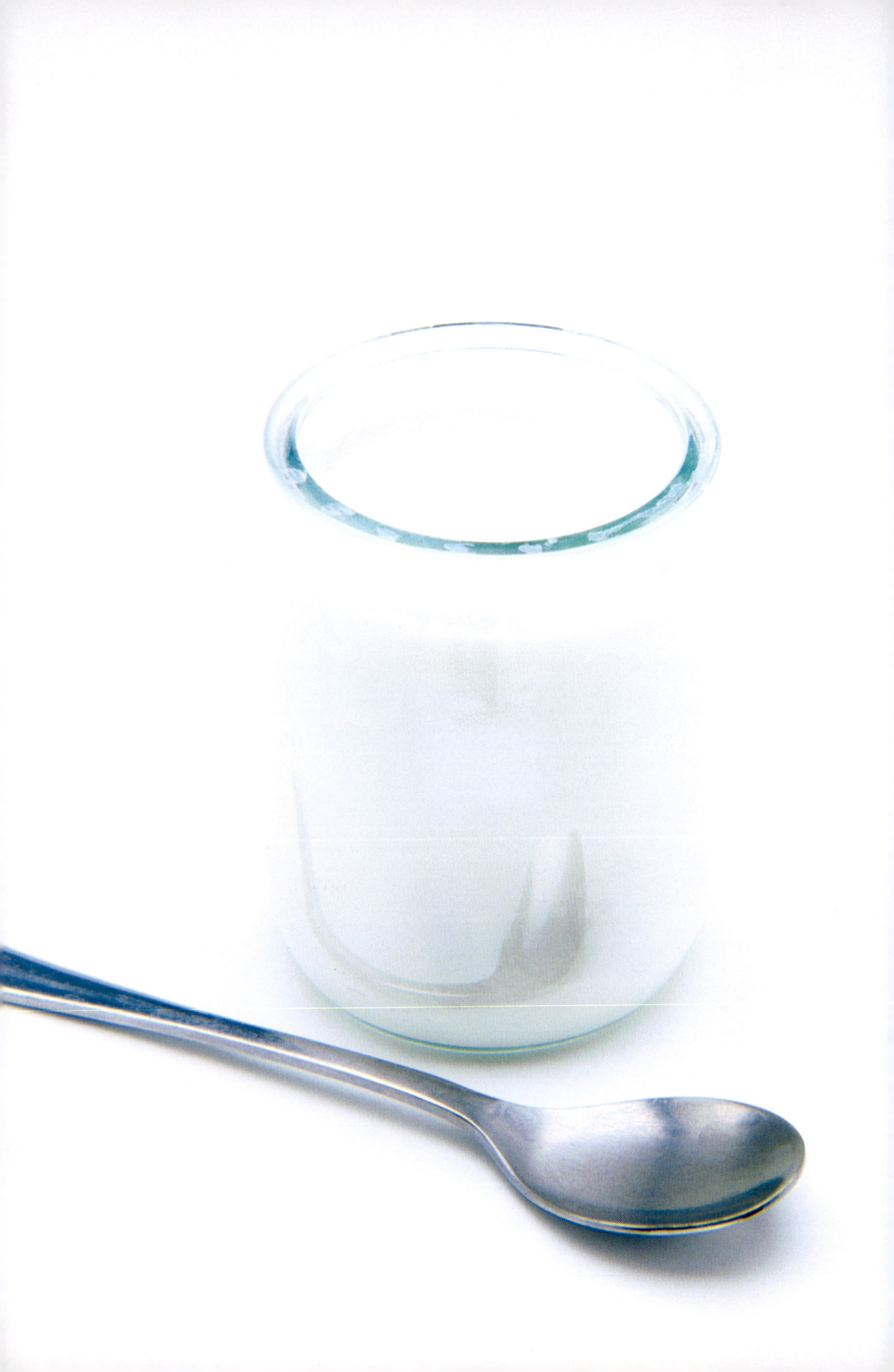

YAOURT

EQUILIBRE LA FLORE INTESTINALE.

PRINCIPE ACTIF

Le yaourt est une bonne source de protéines. Il contient des bactéries lactiques, les lactobacilles, qui permettent au lait de fermenter. Le yaourt est riche en minéraux, en oligoéléments, comme le calcium, le phosphore, le cuivre, le zinc, et en vitamines B.

PROPRIÉTÉS

Le yaourt se digère plus facilement que le lait.
Il entretient et équilibre la flore intestinale.
Il est utile pour le système immunitaire.

UTILISATION

Les yaourts se conservent au réfrigérateur. La date de limite de consommation indique le moment où les micro-organismes ont une forte baisse de vitalité. Après cette date, le yaourt est encore mangeable pendant très peu de temps, mais il a perdu ses propriétés. En général, les yaourts de brebis ou de chèvre sont mieux digérés et tolérés que ceux de vache.

PRÉCAUTION

Les personnes allergiques au lactose ne doivent pas consommer de yaourt.

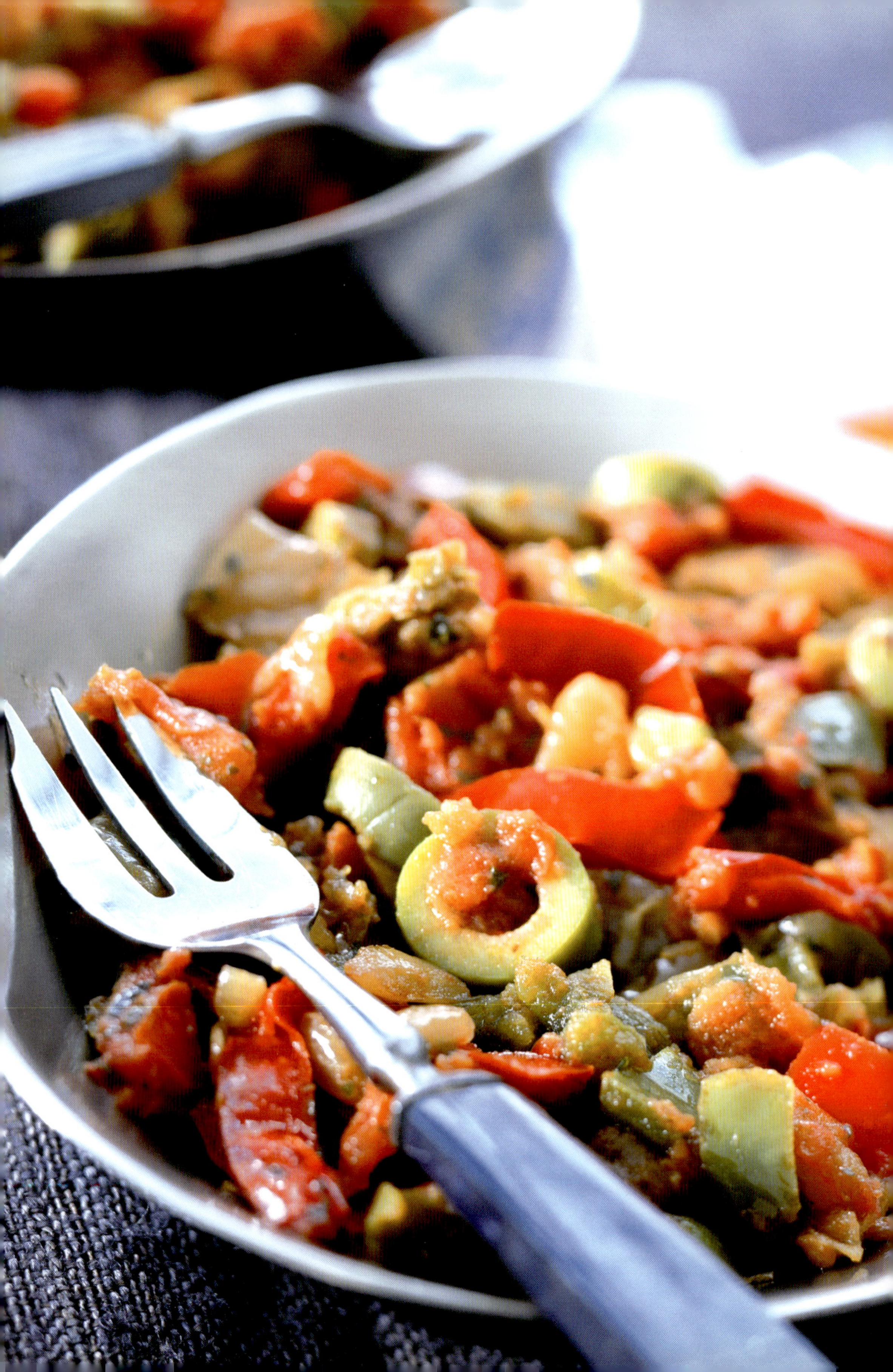

QUELQUES RECETTES

LENTILLES VERTES DU PUY

Facile. Préparation : 10 minutes ; cuisson : 35 minutes.

Ingrédients pour 4 personnes :

- 300 g de lentilles du Puy ;
- épices : poivres (blanc, noir et poivre de la Jamaïque), curcuma, safran, cumin ;
- 3 c. à soupe d'huile d'olive.
- quelques feuilles fraîches d'ortie blanche (lamier) ;
- quelques feuilles fraîches de menthe.

1. Lavez et cuire les lentilles à l'eau salée ou dans un peu de bouillon léger ; écumez et couvrir. Veillez à ne pas mouiller en excès.

2. Durant la cuisson, préparez de l'huile d'olive (première pression à froid), un mélange de poivres dans un moulin, du curcuma, du safran, un peu de cumin moulu, des feuilles fraîches d'ortie blanche (lamier) et de menthe (à défaut, utilisez de la tisane d'ortie et de menthe). Intégrez tous ces ingrédients, dont les feuilles sont bien hachées si elles sont fraîches, lorsque les lentilles sont cuites mais un peu fermes ; veillez à laisser un peu de liquide afin de ne pas obtenir une masse trop dense, mais au contraire légèrement onctueuse.

3. Rectifiez l'assaisonnement sans vous montrer trop regardant sur l'huile qui, bien choisie, parfumera à merveille ce plat.

(Recette de Jean Cabodi, restaurateur, auberge du Dragon, Limbour, Belgique.)

QUELQUES RECETTES

COMPOTÉE AIGRE-DOUCE DE CAROTTES AU PARFUM DE CUMIN

Assez difficile. Préparation : 15 minutes ; cuisson : 20 minutes.

Ingrédients pour 4 personnes :

- 6 grosses carottes ;
- 125 g de miel ;
- 125 g de vinaigre de cidre ;
- 1 oignon ;
- épices : cumin et curcuma.

1. Épluchez et enlevez les extrémités des carottes avant de les couper en petits dés ; coupez l'oignon de la même manière. Mettez à chauffer (à sec) une casserole moyenne puis jetez-y une cuillère à thé de cumin ; faites revenir une minute. Ajoutez le miel, le vinaigre de cidre et la pointe d'un couteau de curcuma, puis les oignons et les carottes.

2. Laissez cuire à feu doux jusqu'à ce que le mélange carottes oignons soit légèrement translucide. Enlevez du feu et consommez tiède ou froid.

GRAND CARRY RÉUNIONNAIS

Très facile. Préparation : 2 h 50.

Ingrédients pour 4 personnes :

- 1 kg d'échine de porc ;
- 2 oignons rouges hachés ;
- 2 gousses d'ail hachées ;
- 3 cm de gingembre haché ;
- 1 botte de coriandre hachée ;
- 1 tablette de bouillon de volaille ;
- 2 c. à café de curry ;
- 4 c. à soupe d'huile d'olive ;
- sel, poivre ;
- 4 tomates ;
- 1 mangue pas trop mûre ;
- 1 petit oignon nouveau ;
- le jus d'un ½ citron vert ;
- 1 concombre épluché ;
- une demi-botte de menthe hachée ;
- 2 yaourts veloutés ;
- 1 c. à soupe de vinaigre ;
- 4 c. à soupe d'huile végétale ;
- 1 c. à café de moutarde ;
- une pincée de piment.

1. Coupez le porc en petits morceaux. Dans une grande cocotte, mettez à chauffer l'huile d'olive et faites dorer les morceaux de porc à feu vif. Après avoir baissé à feu moyen, retirez les morceaux de viande et mettez à cuire les oignons, le gingembre et l'ail pendant 3 à 4 minutes en remuant souvent.

2. Ajoutez les épices et mettez à nouveau à cuire d'une à deux minutes. Ajoutez la viande et enrobez-la d'épices à l'aide d'une cuillère. Couvrez d'eau, assaisonnez et ajoutez la tablette de bouillon. Laisser cuire 2 heures à feu doux. La viande doit être fondante.

3. Pendant la cuisson, préparez les accompagnements. Ébouillantez les tomates, puis épluchez-les ainsi que l'oignon. Mixez-les avec le gingembre, l'oignon nouveau et le jus du demi-citron. Salez, poivrez, puis mixer pour obtenir une purée. Réservez au frais.

4. Retirez les graines du concombre et râpez-le. Mélangez-le aux yaourts et à la menthe. Salez, poivrez et réservez au frais.

5. Confectionnez une vinaigrette avec le vinaigre, la moutarde, le sel, le poivre, le piment et l'huile. Épluchez et coupez la mangue en morceaux, puis mélangez-la à la vinaigrette.

6. Juste avant de servir, ajoutez la coriandre sur la viande et servez avec tous les accompagnements.

(Recette de Cyril Lignac, extraite du livre *Petits plats exotiques*.)

QUELQUES RECETTES

SOUPE À L'AIL

Très facile. Préparation 20 minutes ; cuisson 35 minutes.

Ingrédients pour 6 personnes :

- 700 g de pommes de terre ;
- 3 têtes d'ail rose ;
- 1 oignon ;
- 1 branche de thym ;
- 20 cl de crème légère ;
- 5 cl d'huile d'olive ;
- 1 cube de bouillon, sel, poivre.

1. Épluchez et lavez les pommes de terre, puis taillez-les en cubes. Épluchez les gousses d'ail et émincer l'oignon.

2. Chauffez l'huile dans une casserole, puis laissez fondre l'oignon et les gousses d'ail pendant 5 minutes sans qu'ils se colorent.

3. Versez 1,5 l d'eau froide. Ajoutez les morceaux de pommes de terre, le thym, du sel, du poivre et le cube de bouillon. Couvrez la casserole aux trois quarts et mettez à cuire sur feu moyen pendant 30 minutes.

4. Mixez la soupe et ajoutez la crème. Réchauffez doucement avant de la servir accompagnée de croûtons et parsemée de thym.

LENTILLES CORAIL AUX ÉPINARDS

Très facile. Préparation 10 minutes ; cuisson 35 minutes.

Ingrédients pour 4 personnes :

- 200 g de lentilles corail ;
- 400 g d'épinards en branches ;
- 1 gros oignon ;
- 1 gousse d'ail ;
- 2 c. à c. de curcuma ;
- 1 c. à c. de cumin en poudre ;
- 1 c. à c. de cannelle en poudre ;
- 1 litre d'eau ;
- 1 c. à soupe d'huile d'olive ;
- 1 demi-citron ;
- sel et poivre du moulin.

1. Émincez l'oignon et l'ail. Faites revenir à feu doux avec les épices dans une cocotte avec un peu d'huile d'olive.

2. Ajoutez les lentilles, l'eau et salez. Mettez à bouillir, puis baissez à feu doux et laissez mijoter 30 minutes en remuant.

3. Dans une casserole, mettez à cuire les épinards dans un peu d'eau salée. Lorsqu'ils sont prêts, les égoutter et réservez.

4. Quand les lentilles sont cuites, mixez-les finement puis ajoutez les épinards et mixez alors plus grossièrement.

5. Ajoutez le jus du demi-citron et rectifiez l'assaisonnement.

QUELQUES RECETTES

PIPERADE BASQUE

Très facile. Préparation 10 minutes ; cuisson 50 minutes.

Ingrédients pour 6 personnes :

- 6 petits piments verts ;
- 2 gros oignons ;
- 4 gousses d'ail ;
- 3 poivrons verts ;
- 6 tomates ;
- 12 œufs ;
- 150 g. de jambon de Bayonne.

1. Épépinez et épluchez les petits piments verts et faites-les blanchir quelques minutes à l'eau bouillante.

2. Dans une casserole, versez un peu d'huile et mettez à cuire doucement les oignons émincés. Ajoutez les gousses d'ail pilées, les poivrons verts et les tomates, pelées et coupées en quartiers. Assaisonnez et laissez cuire de 30 à 40 minutes jusqu'à ce que les tomates aient rendu leur eau.

3. Cassez les œufs dans un bol et battez-les au fouet.

4. Versez-les sur la piperade et laissez cuire juste le temps qu'il faut pour obtenir des œufs brouillés.

5. Mettez à blondir le jambon de Bayonne à la poêle et déposez-le sur la piperade.

6. Servez immédiatement avec un petit piment d'Espelette sur le dessus.

VEAU AU PAPRIKA

Facile. Préparation 30 minutes ; cuisson 3 heures.

Ingrédients pour 4 personnes :

- 800 g de veau maigre ;
- 1 c. à soupe de moutarde ;
- 2 c. à c. de paprika ;
- ½ c. à c. de marjolaine ;
- 100 g d'oignons ;
- 1 c. à c. de persil haché ;
- 1 c. à soupe de vinaigre d'estragon ;
- 800 g de carottes ;
- 2 verres d'eau, sel poivre.

1. Pelez et découpez l'oignon en petits morceaux. Épluchez ensuite les carottes et coupez-les en rondelles.

2. Dans un faitout, versez la moutarde que vous délayerez avec l'eau et le vinaigre d'estragon.

3. Ajoutez les herbes et les épices, ainsi que les morceaux de veau, préalablement coupés. Laissez mijoter à feu doux pendant 3 heures.

QUELQUES RECETTES

RISOTTO AU SAFRAN

Facile. Préparation 15 minutes ; cuisson 25 minutes.

Ingrédients pour 4 personnes :

- 250 g de riz pour risotto ;
- 1 oignon ;
- un ½ verre de vin blanc sec ;
- 1 feuille de laurier ;
- 2 dosettes de safran en poudre ;
- 40 g de margarine ;
- sel, poivre.

1. Épluchez et émincez finement l'oignon. Mettez à fondre la margarine à feu très doux. Ajoutez l'oignon et le riz. Laissez revenir 5 minutes sans colorer en remuant avec une spatule en bois.

2. Versez le vin blanc et laissez évaporer à feu moyen. Salez, poivrez, ajoutez le safran et le laurier. Mouillez avec 40 cl d'eau chaude. Couvrez et laissez mijoter 18 minutes à feu très doux sans remuer.

ZAALOUK

Moyennement facile. Préparation 15 minutes ; cuisson 1 h 10 environ.

Ingrédients pour 4 personnes :

- 1 kg de tomates fraîches ;
- 1 kg d'aubergines moyennes ;
- 15 cl d'huile d'olive ;
- 3 gousses d'ail ;
- 4 c. à soupe de persil plat haché ;
- 4 c. à soupe de coriandre hachée ;
- 1 c. à c. de cumin en poudre ;
- sel, poivre.

1. Préchauffez le four à 200 °C (thermostat 6 à 7). Badigeonnez les tomates d'un voile d'huile d'olive. Sur deux plaques recouvertes de papier d'aluminium, disposez les aubergines entières et les tomates. Enfournez pour 30 minutes ; les aubergines doivent être tendres.

2. Sortez les légumes du four et laissez-les tiédir. Fendez les aubergines en deux dans le sens de la longueur. Prélevez la chair avec une cuillère, puis hachez-la. Retirez la peau et les pépins des tomates, puis écrasez la chair grossièrement à la fourchette. Pelez et écrasez les gousses d'ail avec le plat d'un couteau.

3. Mettez à chauffer l'huile dans une sauteuse et faites revenir à découvert la pulpe de tomate et l'ail écrasé pendant 10 minutes
Ajoutez la chair d'aubergine, le persil et la coriandre hachés. Salez et poivrez.
Poursuivez la cuisson à découvert pendant 20 minutes, en remuant de temps en temps.
Ajoutez le cumin en fin de cuisson puis mélangez. Laissez refroidir, puis réservez au réfrigérateur. Dégustez frais.

QUELQUES RECETTES

SALADE D'AGRUMES AUX ÉPICES

Facile. Préparation : 25 minutes.

Ingrédients pour 4 personnes :

- 2 pomelos ;
- 3 oranges ;
- 1 citron vert ;
- 2 c. à soupe d'huile d'olive ;
- une pincée de curcuma ;
- une pincée de piment d'Espelette ;
- un petit morceau de gingembre frais (environ 2 cm).

1. Pelez le gingembre et râpez-le finement.

2. Pelez les pomelos et les oranges, en coupant l'écorce à l'aide d'un couteau bien tranchant et en éliminant totalement la partie blanche qui se trouve sous l'écorce.

3. Prélevez ensuite les quartiers d'orange et de pomelo en passant le couteau entre les membranes des fruits. Répartissez les quartiers dans quatre assiettes en les disposant en rosace.

4. Arrosez avec le jus de citron vert, saupoudrez de piment, de curcuma et de gingembre. Arrosez de quelques gouttes d'huile d'olive. Servez aussitôt pour bien profiter des vitamines.

CHOCOLAT BLANC FRAISES ET WASABI

Difficulté moyenne. Préparation 30 minutes ; cuisson 10 minutes ; repos 1 heure.

Ingrédients pour 8 verrines :

mousse :

- 300 g de chocolat blanc,
- 50 cl de crème liquide,
- deux feuilles de gélatine ;

ganache :

- 140 g de chocolat blanc,
- 15 cl de crème liquide,
- 15 g de wasabi en poudre ;

purée de fraise :

- 400 g de fraises,
- 40 g de sucre glace,
- le jus d'un demi-citron.

1. Pour la mousse.
Ramollissez la gélatine dans de l'eau froide. Portez 20 cl de crème liquide à ébullition et faites-y dissoudre la gélatine, puis versez la préparation sur le chocolat blanc cassé en petits morceaux. Mélangez bien et laissez tiédir 10 minutes. Fouettez le reste de crème liquide en chantilly, puis incorporez délicatement à la crème au chocolat blanc. Garnissez les verrines au tiers de leur volume, puis mettez-les au réfrigérateur au moins 40 minutes.

2. Pour la ganache.
Mélangez la crème liquide et le wasabi dans une casserole et portez à ébullition. Versez le mélange sur le chocolat blanc cassé en petits morceaux et mélangez bien. Garnissez les verrines d'une fine couche de ganache et réservez au réfrigérateur pendant au moins 20 minutes.

3. Pour la purée de fraises.
Rincez les fraises. Coupez-les en petits morceaux et écrasez-les légèrement à l'aide d'une fourchette avec le sucre glace, le jus de citron et 2 c. à soupe d'eau afin d'obtenir une marmelade un peu liquide. Juste avant de servir, nappez généreusement les verrines de purée de fraises.

QUELQUES RECETTES

POMMES AUX ÉPICES

Difficulté moyenne. Préparation : 20 minutes ; cuisson : 35 minutes.

Ingrédient pour 4 personnes :

- 4 pommes de variété reinette ;
- 2 oranges ;
- une pincée de cannelle ;
- une demi-gousse de vanille ;
- une étoile de badiane ;
- une pincée de poivre noir ;
- 1 c à soupe de miel ;
- 1 citron jaune ;
- 4 feuilles de papier sulfurisé.

1. Pressez les oranges. Versez le jus dans une petite casserole et ajoutez la cannelle, la vanille, la badiane, le poivre et le miel. Portez à ébullition et laissez réduire de moitié pour obtenir un sirop épais. Ôtez la gousse de vanille et la badiane.

2. Préchauffez le four à 150 °C (thermostat 5). Pelez les pommes, évidez-les et coupez-les en deux moitiés. Arrosez-les de jus de citron. Disposez deux demi-pommes sur une feuille de papier sulfurisé, côté creux vers le haut.

3. Nappez les pommes avec le sirop d'orange, puis refermez la papillote. Procédez de la même façon pour les autres pommes.

4. Mettez à cuire au four pendant 20 minutes Laissez reposer dans le four pendant 5 minutes et dégustez tiède.

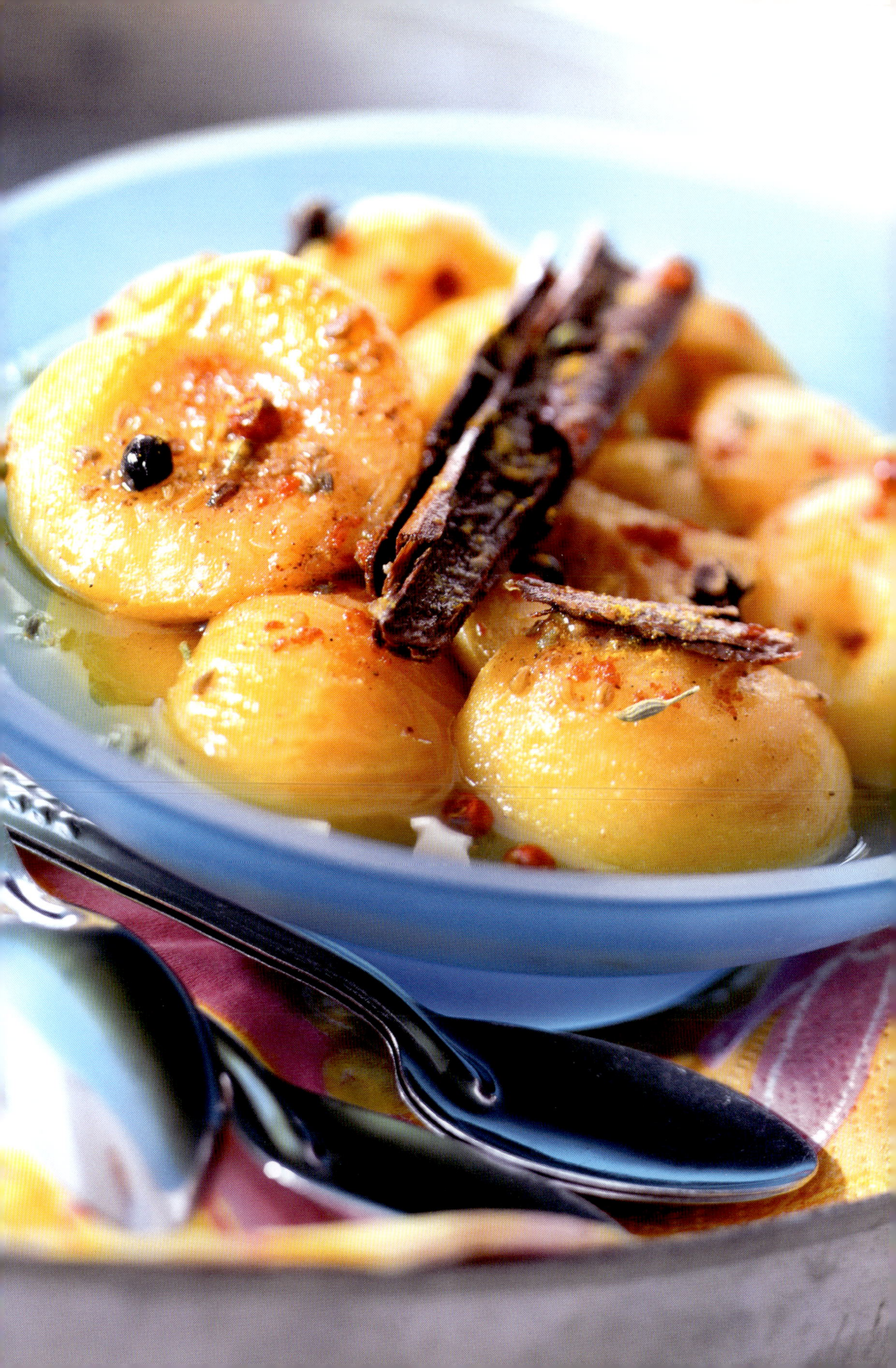

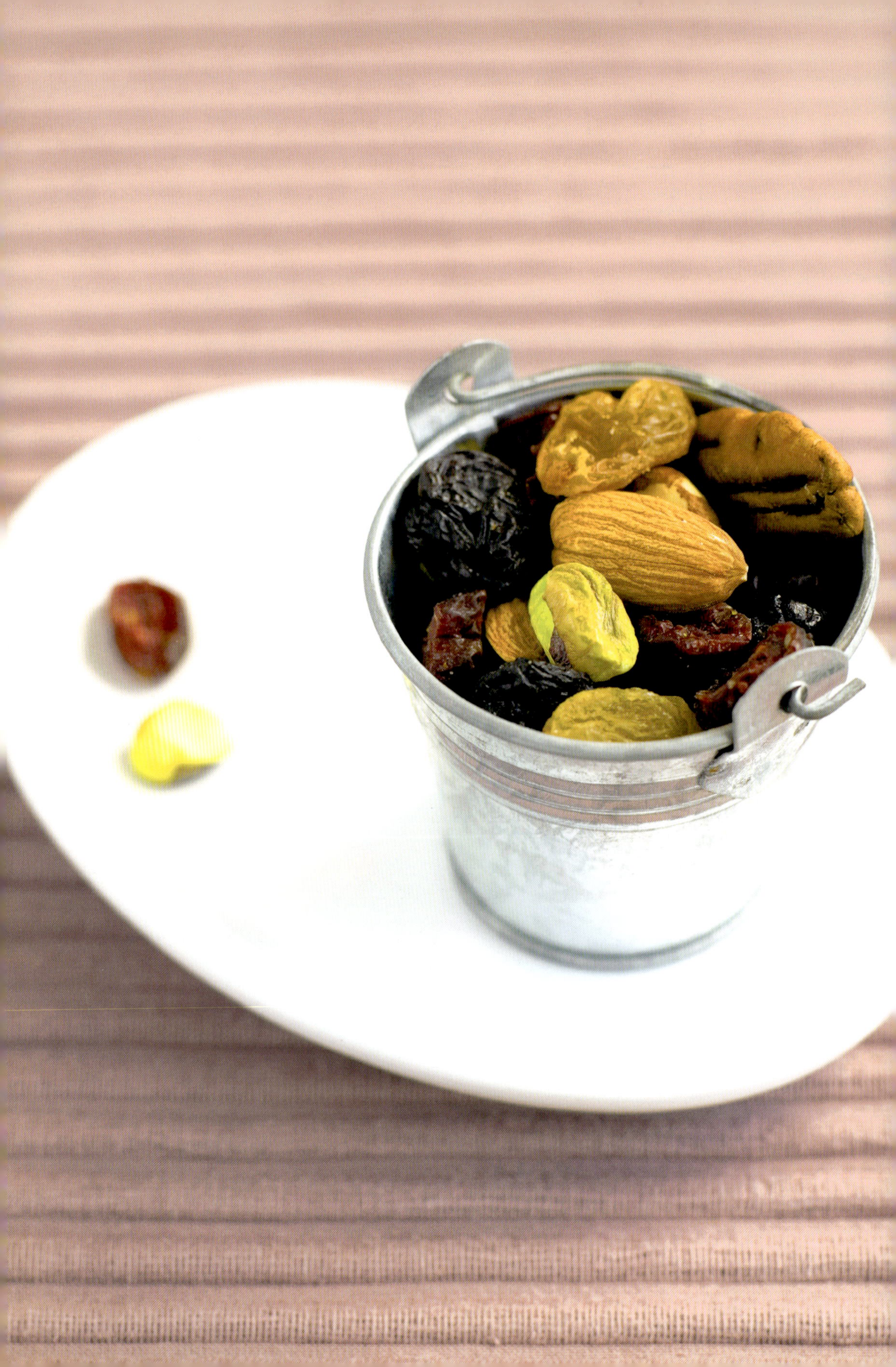

LES MALADIES ET LES ALIMENTS…

Allergie : cannelle, citronnelle, clou de girofle, estragon, oignon, ortie, raifort, sarriette, thé.

Amincissement : algues, asperge, céréales complètes, citron, fruits et légumes de saison, gingembre, navet, oignon, paprika, piment, pissenlit, poireau, pomme, thé, tomate, vanille, vinaigre de cidre.

Anémie : algues, citron, cresson, fraise, graines germées, kiwi, lentilles, persil, poisson, poivron, orange, quinoa, raisin, salade verte, tomate, viande.

Anti-âge : algues, amande, asperge, avocat, brocoli, carotte, cerise, coriandre, cresson, curcuma, chou, framboise, fraise, fruits de mer, fruits secs, haricots,graines germées, kiwi, huiles végétales de première pression à froid, lentille, miso, navet, noisette, noix, œuf, poisson, poivron, pomme, pomme de terre, pruneau, quinoa, raisin, soja, thé vert, tomate, vinaigre de cidre.

Arthrite : algues, asperge, artichaut, céleri, carotte, céleri, chou, citron, citron, curcuma, fraise, germe de blé, groseille, huile de pépins de courge, melon, navet, pomme, poire, raisin, thé, topinambour, vinaigre de cidre.

Arthrose : artichaut, brocoli, cerise, chou-fleur, chou, chou-rave, datte, fraise, framboise, huiles végétales de première pression à froid, lin, myrtille, navet, noix, poisson, poivron, raifort, soja, vinaigre de cidre.

Ballonnement (gaz intestinaux) : aneth, anis, basilic, cardamome, carvi, céleri, fenouil, gingembre, huiles végétales de première pression à froid, mélisse, menthe, miso, poisson blanc, riz, verveine, yaourt.

Cancer : ail, algues, ananas, asperge, brocoli, carotte, cassis, céréales complètes, chou, citron, cresson, fraise, graines germées, huiles végétales de première pression à froid, miso, navet, œuf, oignon, persil, pomme de terre, potiron, quinoa, rhubarbe, seigle, soja, raisin, riz, thé vert, tomate.

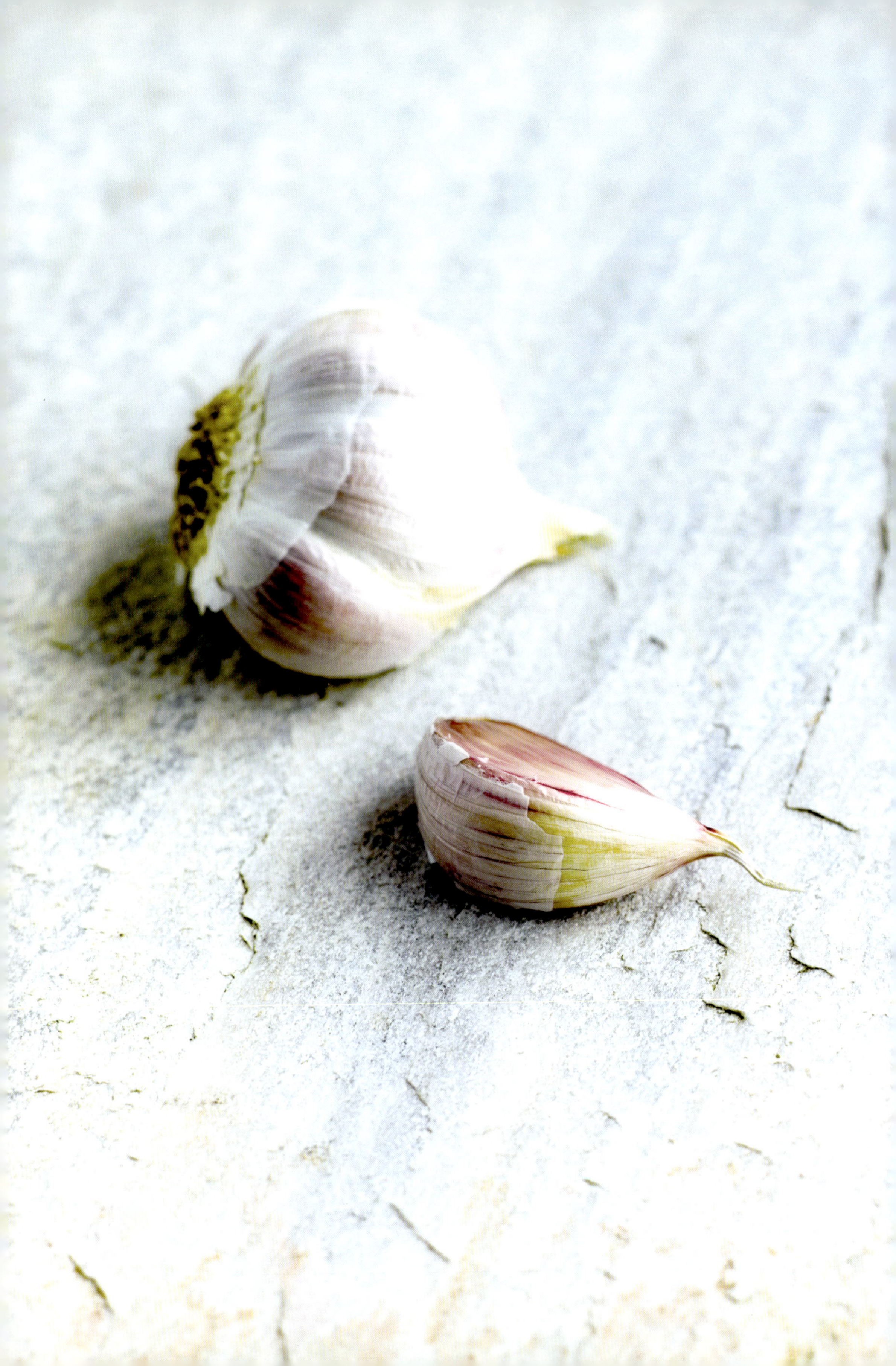

Cellulite : asperge, basilic, cassis, céleri, céréales complètes, chou, citron, légumes verts, melon, myrtille, oignon, pastèque, pissenlit, poire, poireau, pomme, raisin, thé vert.

Cholestérol : ail, algues, amande, avoine, ciboulette, clou de girofle, curcuma, estragon, fruits frais de saison, graines germées, huiles végétales de première pression à froid, légumes frais de saison, lentille, miso, noisette, noix, oignon, paprika, pois chiche, poisson, pomme, pomme de terre, potiron, raifort, riz complet, soja, thé, tomate, viande maigre.

Constipation : algues, amande, artichaut, asperge, aubergine, avoine, blé complet, céréales complètes, chou, courge, eau, épeautre, fenouil, figue, fraise, huiles végétales de première pression à froid, kiwi, lentille, lin, maïs, miso, navet, noix, oignon, orange, orge mondé, poireau, pomme, pomme de terre, prune, pruneau, raisin, riz complet, rhubarbe, salade, soja, son, tomate, topinambour.

Convalescence : algues, abricot, amande, avoine, cannelle, céréales complètes, châtaigne, citron, cresson, datte, épeautre, figue, gingembre, graines germées, huiles végétales de première pression à froid, miel, millet, miso, noisette, noix, orange, poisson, pomme, pomme de terre, quinoa, riz complet.

Cystite : ail, airelle, asperge, câpre, céleri, cerfeuil, cerise, chou, citron, eau, groseille, menthe, miel, mûre, myrtille, navet, oignon,ortie, pissenlit, poire, poireau, raifort, sésame.

Diarrhée : ail, artichaut, banane, cannelle, carotte, châtaigne, citron, coing, miso, myrtille, oignon, pomme, pomme de terre, riz blanc, vinaigre de cidre, yaourt.

Digestion difficile : agar-agar, aneth, anis étoilé, basilic, cannelle, câpre, cardamome, carvi, cerfeuil, ciboulette, citron, citronnelle, clou de girofle, coriandre, cumin, curcuma, épeautre, estragon, graines germées, gingembre, laurier, menthe, millet, miso, noix de muscade, oignon, paprika, poivre, réglisse, pomme, pomme de terre, safran, sarriette, sauge, sésame, riz, topinambour.

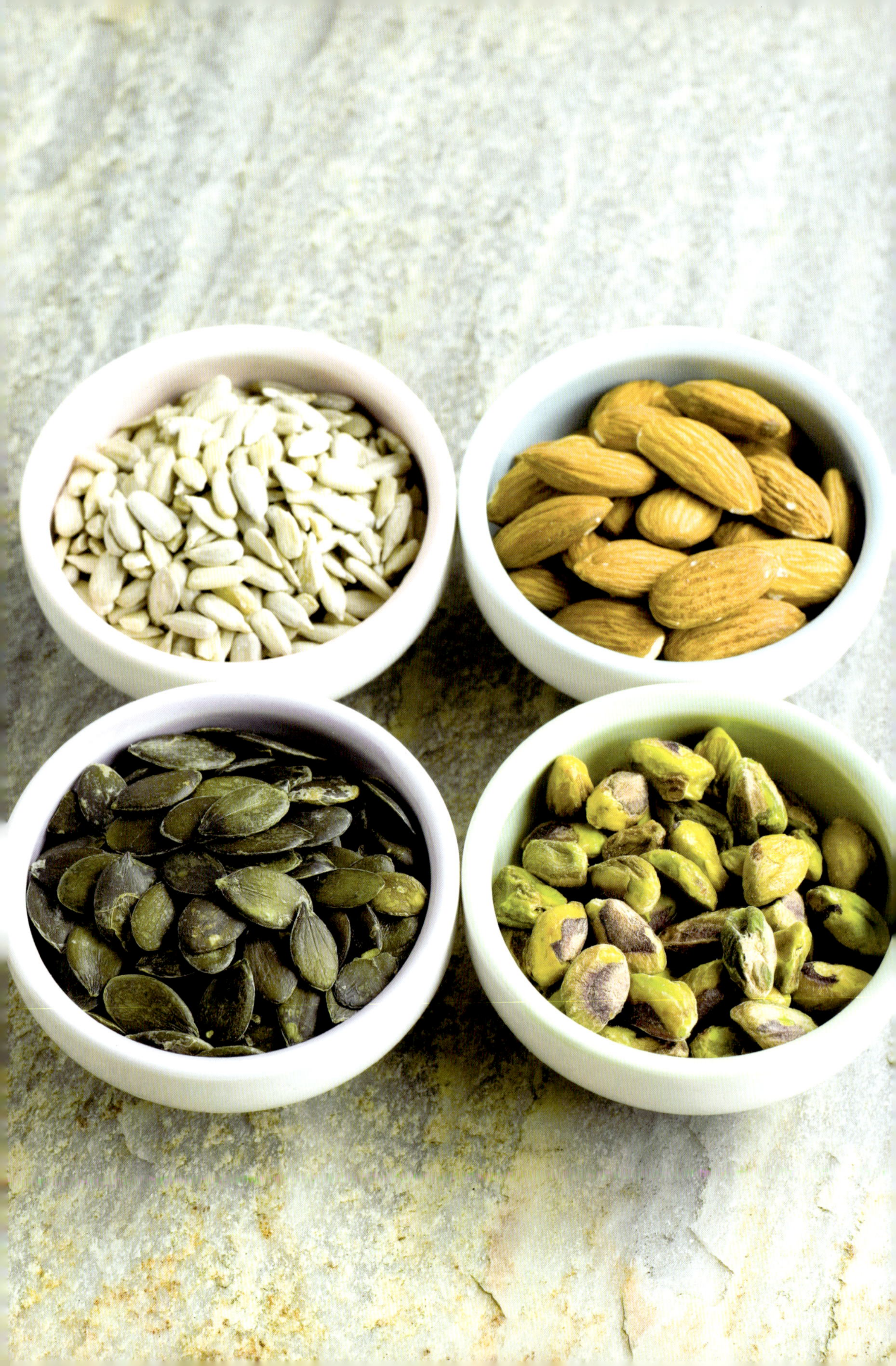

Élimination (rétention d'eau) : algues, asperge, artichaut, céleri, cerfeuil, cerise, citron, concombre, fenouil, fraise, genièvre, melon, myrtille, oignon, orge, pastèque, pissenlit, poire, poireau, pomme, prune, raisin, thé, vinaigre de cidre.

Estomac (problèmes d') : avocat, avoine, banane, cannelle, céréales complètes, chou cru, jus de chou, mélisse, miel, orge, poisson, poivron, pomme, réglisse, vinaigre de cidre.

Fatigue : abricot, algues, amande, artichaut, avoine, banane, basilic, café, cannelle, carotte, clou de girofle, châtaigne, chou, céréales complètes, citron, cresson, figue, gingembre, girofles (clous de), graines germées, huiles végétales de première pression à froid, lentilles, menthe, miel, millet, œuf, orange, orge, poisson, pomme, pomme de terre, quinoa, raisin, salades, sarriette, romarin, sauge, sésame, thé, thym, vanille, viande, vinaigre de cidre, yaourt.

Fièvre : ail, cannelle, citron, eucalyptus, menthe, miel, myrtille, oignon, orge, pomme, sauge, thym, verveine.

Gaz intestinaux : ail, ananas, céleri, cannelle, cardamome, estragon, fenouil, menthe, miso.

Grippe : ail, avoine, citron, fenouil, oignon, pamplemousse, sauge, thym, vinaigre de cidre.

Inflammation : asperge, avoine, carotte, cassis, cerise, chou, canneberge, curcuma, fenouil, myrtille, orge, pomme, rhubarbe, sauge, thym.

Mal des transports : citron, gingembre, menthe, persil, vinaigre de cidre.

Maladies de refroidissement : avoine, carotte, citron, fruits secs, graines germées, gingembre, miel, navet, orange, orge, pissenlit, poivron, quinoa.

Ménopause : amande, ananas, algues, avoine, brocoli, céleri, céréales complètes, chou, cresson, cumin, fromage, graines germées, haricot, huiles végétales de première pression à froid, kiwi, légumes verts, lentille, noisette, noix, oignon, pomme, quinoa, sauge, sésame, soja, riz, yaourt.

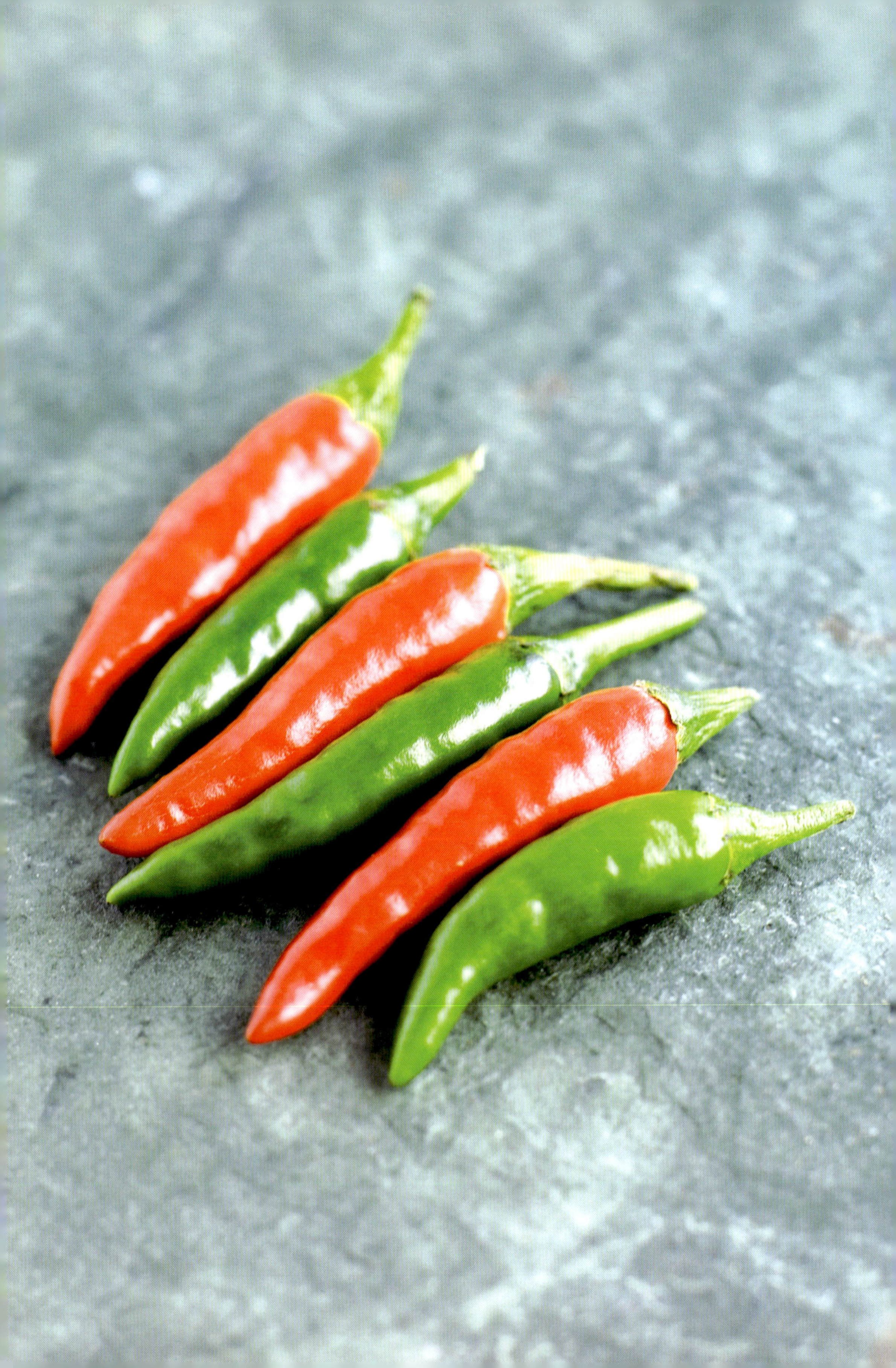

Migraine : basilic, citron, gingembre, menthe, soja.

Ongles : ail, amande, céréales complètes, chou, fromage, fruits secs, huiles végétales de première pression à froid, kiwi, lentille, œuf, poisson gras, pomme de terre, raisin, soja, yaourt.

Ostéoporose : ail, algues, brocoli, chou, cresson, épinard, figue, framboise, fromage, fruits secs, graines germées, lentille, œuf, orge, quinoa, persil, sarrasin, sésame, soja, yaourt.

Prostate : avocat, céréales complètes, chou, courge, graines germées, haricot, huiles végétales de première pression à froid, lentille, lin, oignon, pépins de courge, persil, poissons gras, soja, tomate.

Rhumatisme : ail, anis vert, carotte, câpre, cassis, céleri, cerise, chou, citron, curcuma, clou de girofle, fraise, gingembre, groseille, huiles végétales de première pression à froid, kiwi, menthe, miel, noix de muscade, œuf, oignon, ortie, pissenlit, poisson gras, pomme, romarin, sauge, thym, vinaigre de cidre.

Rhume : ail, avoine, basilic, brocoli, cannelle, cassis, cerfeuil, chou, citron, cumin, curcuma, kiwi, graines germées, gingembre, menthe, miel, myrtille, oignon, pamplemousse, persil, poivron, raisin, réglisse, romarin, sauge, thym, verveine, vinaigre de cidre.

Sommeil (difficulté de) : amande, avocat, banane, basilic, brocoli, céréales complètes, chou, coriandre, cresson, estragon, graines germées, huiles végétales de première pression à froid, laitue, mélisse, miel, noisette, noix, oignon, poisson, pomme, romarin, safran, soja, tilleul, topinambour, verveine, yaourt.

Stress : agrumes, amande, avoine, banane, cresson, épeautre, fraise, fruits de saison, fruits secs, graines germées, millet, huiles végétales de première pression à froid, kiwi, miel, miso, noix, œuf, poisson, pomme, quinoa, raisin, sésame, yaourt

Système immunitaire : ail, airelle, ananas, artichaut, avocat, carotte, chou, citron, cresson, épeautre, figue, fruits secs, gingembre, girofle (clous de), graines germées, huiles végétales de première pression à froid, kiwi, lin, mangue, miel, myrtille, oignon, noisette, noix, pamplemousse, pomme, poisson gras, poivron, quinoa, riz, sésame, soja, thé vert, tomate, yaourt.

Toux : ail, anis vert, basilic, châtaigne, chou, coing, eucalyptus, fenouil, gingembre, laitue, miel, moutarde, navet, oignon, oseille, persil, radis, raisin, thym.

Troubles cardio-vasculaires : ail, amandes, asperge, brocoli, cannelle, céréales complètes, chou, citron, ciboulette, citronnelle, cucurma, épeautre, fruits frais de saison, fraise, fruits secs, gingembre, huiles végétales de première pression à froid, légumes frais de saison, légumineuses, lentille, menthe, moutarde, myrtille, noisette, noix, oignon, orange amère, œuf, pignon, pistache, poissons gras, raisin, réglisse, riz,sarriette, seigle, sésame, soja, thé, tomate.

Troubles hépatiques : artichaut, avocat, chou, fraise, groseille, huiles végétales de première pression à froid, miel, noix, papaye, persil, pissenlit, pomme de terre, radis, raisin, romarin, sauge, topinambour.

Troubles gastriques : avocat, blé, chou, épeautre, lentille, millet, myrtille, orge, pamplemousse, pomme, pomme de terre, riz, vinaigre de cidre, yaourt.

Vers intestinaux : ail, carotte, citron, chou, graines de citrouille, girofle (clous de), oignon, persil, thym.

Vision : abricot, ail, airelle, brocoli, carotte, cassis, cerise, chou, citron, épinard, myrtille, orange, pamplemousse, poivron, thé.

GLOSSAIRE

Aldéhyde : liquide dérivé de l'alcool par oxydation.

Antioxydants : substance qui préserve les tissus des dégâts occasionnés par des formes réactives de l'oxygène, dont les radicaux libres.

Benzodiazépines : radical chimique entrant dans la composition de nombreux produits tranquillisants.

Camphre : substance aromatique ayant des propriétés stimulantes respiratoires et cardiaques, antiseptiques et anesthésiques.

Carminative : qui favorise l'expulsion des gaz intestinaux.

Eugénol : substance présente dans certains végétaux, ayant des propriétés désinfectantes et analgésiques.

Flavonoïdes : classe de composés synthétisés par les plantes les fruits, les végétaux en général.

Huile essentielle : substance extraite des liquides volatils sécrétés par les plantes aromatiques.

Hypertrophie bénigne de la prostate : elle touche en France plus d'un million d'hommes de plus de 50 ans. Cette évolution naturelle du volume de la prostate peut parfois entraîner des symptômes gênants.

Météorisme : accumulation de gaz dans le tube digestif, générant une distension de l'estomac, ce qui entraîne de l'inconfort et parfois des douleurs (ballonnements).

Néolithique : époque préhistorique marquée par de profondes mutations technologiques et sociales liées à l'adoption par les groupes humains d'une économie de production basée sur l'agriculture et l'élevage, et impliquant le plus souvent une sédentarisation.

Phytoœstrogènes : substance synthétisée par les plantes dont la structure est proche des hormones féminines.

Stress oxydatif : responsable du vieillissement de l'ensemble des tissus de l'organisme et mécanisme central des pathologies dites dégénératrices qui augmentent avec l'âge.

Terpène : nom générique d'hydrocarbures végétaux.

Les titres disponibles chez Alpen Éditions